はじめに――添加物ががんの発生リスクを高める

「がんにはなりたくない」と誰もが思っているでしょう。しかし、実際には日本人の2人に1人ががんになっています。私の知人や親類でも、がんで大変な手術を受けたり、亡くなったりしている人が何人もいます。たとえば、学生時代の友人である精神科医は大腸がんになり、それが転移して肝臓がんになり、順に手術をしましたが、その後、肝臓がんが再発し、もう一度手術を行ないました。幸い命は取り留めましたが、肝臓がんの治療について、「とても辛かった」といっていました。

この他、大腸がんで50代で亡くなった中学時代の同級生もいますし、やはり50代で肝臓がんで亡くなった知人もいます。また60代の知人でも、何人もが、胃がん、前立腺がん、脳腫瘍などになって苦しい思いをしています。「2人に1人が、がん」という現実を実感しています。ちなみに、国立がん研究センターの調査では、日本人が生涯でがんになる割合は、男性が62％、女性が47％であり（２０１４年データに基づく累積罹患リスク）、このデータからおよそ２人に１人ががんになるといわれています。

がんは、一昔前は「死の病」とされていました。最近では、治療法や薬の進歩によって、必ずしもそうではなくなりましたが、それでもいったんがんを発病すれば、ひじょうに大変な思いをしなければなりません。まず検査が大変です。知人の50代の元テレビディレクターは、都内の病院で前立腺がんと診断され、検査のために金属の棒のようなものを肛門から入れられ、腰が痛くなって歩けなくなってしまったといっていました。

これは前立腺がんの一般的な検査法で、直腸内に入れた器具から針を出して、前立腺の組織を採取するというものです。針は太さ２㎜ほどで、数回刺すので、血尿や直腸出血が高い割合で発生し、敗血症を起こすこともあり、まれにですが死亡することもあるといわれています。

さらに検査の後は、手術、放射線照射、抗がん剤投与などの辛い治療が待っています。ご承知のように、手術は苦痛と、肉体的に多大な負担をともないます。放射線治療は、皮膚炎、脱毛、全身倦怠感などの副作用が起こります。抗がん剤の投与も苦痛をともなうもので、髪の毛がすっかり抜けてしまうことも珍しいことではありません。しかも、こうした辛い検査や治療を行なったとしても、必ずしも体が元のような状態に戻れるとは限りません。場合によっては、命を落とすこともあります。さらに、経済的な負担もともないます。

つまり、いったんがんになると、大変な思いをしなければならないのです。したがって、がんにならないようにすることが何より大事なのです。

添加物が大腸がんや胃がんの発生リスクを高めている！

日本人のがんの中でとくに多いのは、大腸がん、胃がん、肺がんです。国立がん研究センターの「2020年のがん統計予測」によると、がんの罹患者数は全体で101万2000人です。第1位が大腸がんで15万8500人（15・7％）、第2位が胃がんで13万5100人（13・3％）、第3位が肺がんで13万人（12・8％）となっています。

その原因ですが、肺がんは当然ながら喫煙の影響が大きいと考えられます。そして、大腸がんと胃がんは、大腸や胃が食べ物を消化する器官であることから、食品が影響していることは間違いありません。とくに食品に含まれている化学物質が大腸や胃の細胞をがん化させている可能性が高く、その一つが、加工食品に含まれている様々な食品添加物と考えられるのです。

がんは正常な細胞の遺伝子が変異することで発症しますが、その三大原因は、放射線、化学物質、ウイルスです。私たちは日々これらにさらされており、その影響が長年積み重なって、正常な細胞ががん化し、それが増殖してがんになるのです。中でも、化学物質の一種である添加物が、がんを発生させていると考えられるのです。

実際、添加物が大腸がんや胃がんを引き起こしていることを明らかにするデータが、次々に発表されています。**ハムやウインナーソーセージなどの加工肉には、変色を防ぐために添加物の一種の発色剤が使われていますが、世界保健機関（WHO）の外部組織である国際がん研究機関（IARC）では、「加工肉が大腸がんになるリスクを高めている」と発表しました。**

また、たらこや明太子などの塩蔵魚卵には、やはり変色を防ぐために同様な添加物が使われていますが、**国立がん研究センターの疫学調査によると、「塩蔵魚卵が、胃がんの発生率を高めている」ことがわかっているのです。**

危険な添加物を避けて がんの発生リスクを減らす

今やコンビニやスーパーなどではありとあらゆる加工食品が売られていますが、それらはすべて2種類の原材料で作られています。一つは、米、小麦粉、野菜、果物、肉、魚介、しょうゆ、みそ、砂糖、食塩などの食品原料であり、もう一つが、着色料、保存料、調味料、防カビ剤、発色剤などの添加物です。

このうち食品原料は、人間の食の長い歴史によって、その安全性が確認されているものです。しかし、添加物はそうではないのです。それが盛んに使われ出したのは、第二次世界大戦後のことであり、まだ75年くらいしか経っていないのです。しかも、その安全性は、ネズミやイヌなどの動物によってしか、調べられていません。つまり、人間にとって本当に安全なのかはわかっていないのです。

現在、厚生労働省が使用を認可している添加物は、「指定添加物」と「既存添加物」

とがあります。

指定添加物とは、厚生労働大臣が「使用してよい」と認めたもので、化学合成物質がほとんどですが、天然物も少しだけ含まれます。一方、既存添加物は、国内で広く使用されていて、長い食経験のあるもので、既存添加物名簿に収載されているものです。これらは、植物、海藻、昆虫、鉱物、細菌などから得られた天然物です。2021年2月現在で、指定添加物は472品目、既存添加物は357品目あります。

これらのうちでとくに問題なのは、指定添加物の中の一部のものです。それらが胃や腸の粘膜細胞の遺伝子の変異に関わっていると考えられます。そうした遺伝子の変異が毎日、長期間にわたって続くことによって、がん細胞が発生し、それが増殖してがんになると考えられます。したがって、それら問題のある添加物を避ければ、がんの発生リスクを減らすことができるのです。

本書では、それらの具体的な方法を示すとともに、安全な食品も具体的にあげています。ぜひ参考にしていただき、がんの発生リスクを減らしていただきたいと思います。

ゼロカロリー甘味料で脳卒中や認知症が3倍も発生

最近もう一つ気になるのは、安全性の疑わしい合成甘味料が乱用されている点です。糖尿病や肥満の人が増えているせいか、「糖類ゼロ」「糖質ゼロ」「カロリーゼロ」を謳《うた》った炭酸飲料、お菓子、アルコール飲料などが多数売られています。「糖類ゼロなら体に良さそう」と、つい買ってしまいがちですが、なぜ「糖類ゼロ」なのかを考えてみてください。代わりにゼロカロリーの合成甘味料が使われているのです。

これらはいずれも新しく化学合成された物質で、日本で使われ始めたのはわずか20年ほど前のことです。そのため未知な部分が多く、本当に安全なのかどうかわかっていません。つまり、今まさに私たちの体で試されているような状況なのです。

アメリカのボストン大学の研究グループの調査では、合成甘味料入りのダイエット飲料を毎日飲んでいる人は、飲まない人に比べて脳卒中や認知症になる割合が約3倍も高かったとのことです。本書では、これらの合成甘味料の危険性についても詳しく書いていますので、参考にしていただきたいと思います。

第1章 大腸がんがイヤなら、ハムサンド、ホットドッグは食べるな

第2章 胃がんがイヤなら、たらこおにぎり、明太子パスタは食べるな

第6章 ワイン、糖類ゼロの缶チューハイには気をつけろ!

食べるならコレ! 危険な添加物を使っていない オススメ食品……パートⅡ

第10章　がんは予防が何より大事　その重要なポイント

【主な参考文献】　本書のデータは主に以下を参考にしました
・『第7版 食品添加物公定書解説書』(廣川書店)
・『食品添加物の実際知識 第3版および第4版』(谷村顕雄著、東洋経済新報社)
・『アセスルファムカリウムの指定について』『スクラロースの指定について』(厚生労働省行政情報)
・『がんになる人 ならない人』(津金昌一郎著、講談社)
・『「がん」はなぜできるのか』(国立がん研究センター研究所編、講談社)
・『発がん物質事典』(泉邦彦著、合同出版)
・『もう、がんでは死なない』(近藤誠著、マガジンハウス)
・『既存天然添加物の安全性評価に関する調査研究』(日本食品添加物協会)
・『IARC Monographs evaluate consumption of red meat and processed meat』(WHO PRESS RELEASE No.240)
・『Sugar-and Artificially Sweetened Beverages and the Risks of Incident Stroke and Dementia: A Prospective Cohort Study』(Stroke May2017)

食べるならコレ!

危険な添加物を使っていない
オススメ食品
パートI

がんを予防するためには、
発がん性のある物質を避けることが大事です。
同じような食品でも、危険な添加物を含むものと、
含まないものがあります。
危険な添加物が使われていない、
安心・安全な食品を紹介します。

- ハム
- ウインナー
- ベーコン
- おにぎり
- スパゲティ

ハム❶

［セブンプレミアム］

無塩せき スライスハム ロース

セブン&アイ・ホールディングス

亜硝酸Naを使わず、安全性の高い2種類の添加物のみを使用

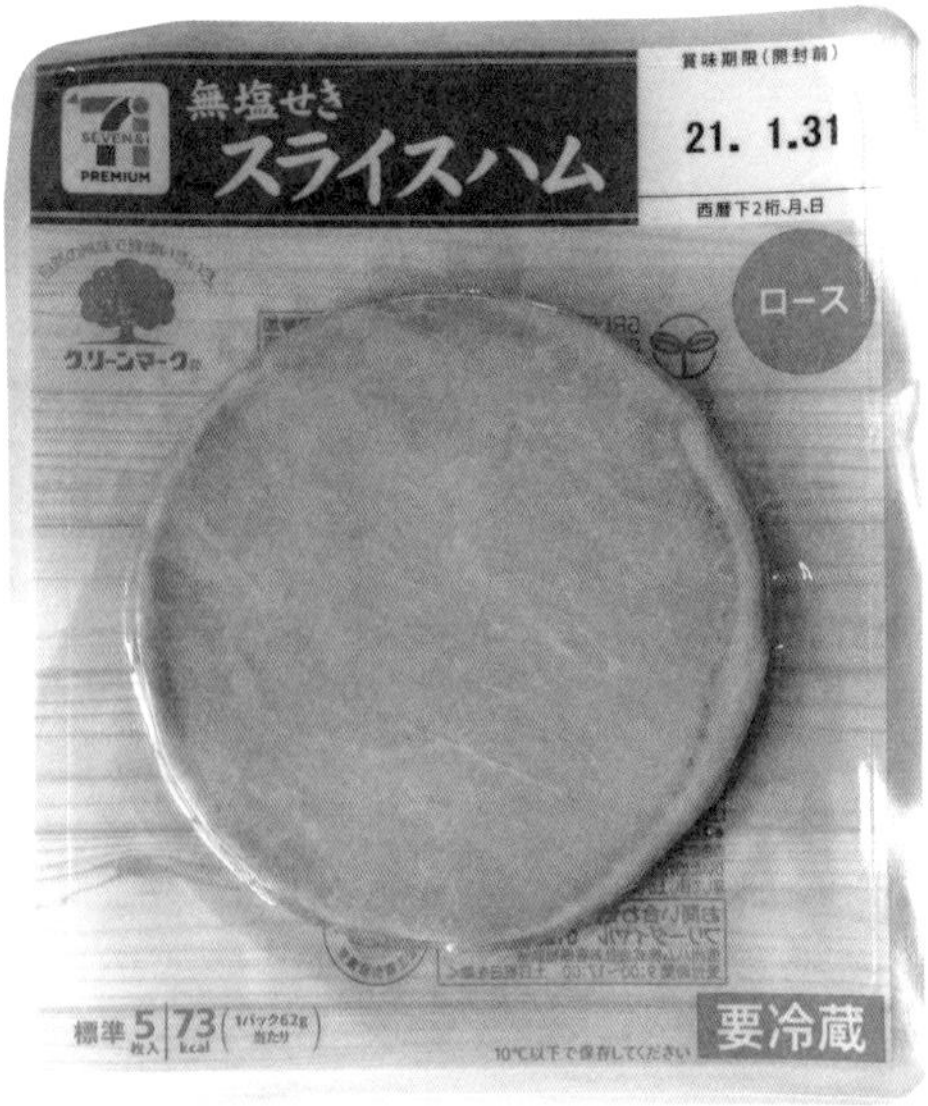

名称	無塩せきハム（スライス）
原材料名	豚ロース肉、乳たん白、糖類（粉末水あめ、砂糖）、食塩、たん白加水分解物、酵母エキス、植物油脂／卵殻カルシウム、香辛料抽出物
アレルギー表示	一部に乳成分・卵・豚肉を含む
内容量	62g

栄養成分表示（1パック・62gあたり）

- エネルギー……73kcal
- たんぱく質……14.1g
- 脂質……1.7g
- 炭水化物……0.3g
- 食塩相当量……1.0g

詳しくは第1章（49ページ）へ

ハム❷

〔グリーンマーク〕無塩せきハム ロース

信州ハム

信州ハムのオリジナルブランド
添加物は安全性の高い２種類のみで
亜硝酸Naは不使用

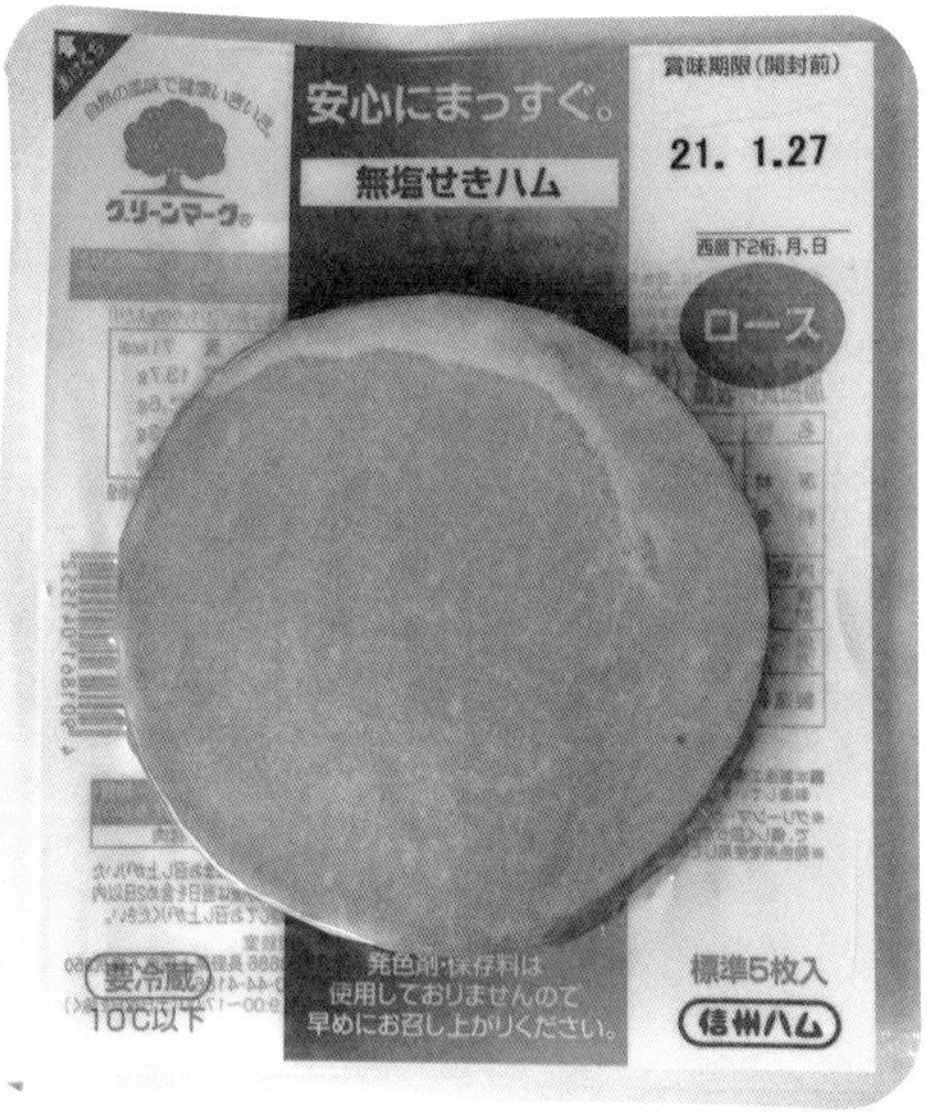

名称	無塩せきハム（スライス）
原材料名	豚ロース肉、乳たん白、糖類（粉末水あめ、砂糖）、食塩、たん白加水分解物、酵母エキス、植物油脂／卵殻カルシウム、香辛料抽出物
アレルギー表示	一部に乳成分・卵・豚肉を含む
内容量	60g

栄養成分表示（1パック・60gあたり）

- エネルギー……71kcal
- たんぱく質……13.7g
- 脂質……1.6g
- 炭水化物……0.3g
- 食塩相当量……1.0g

詳しくは第1章（49ページ）へ

ハム❸

ロース スライス

［トップバリュ・グリーンアイ］

イオン

抗生物質を使わずに飼育した豚のロース肉が原材料亜硝酸Naを使わずに安全性の高い添加物のみ使用

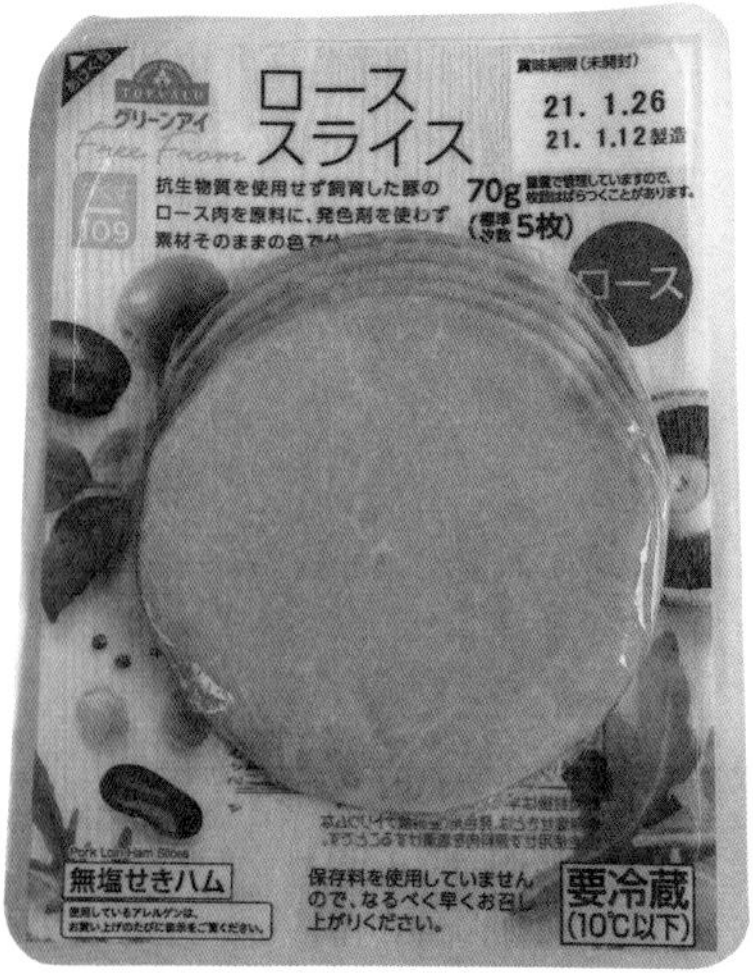

名称	無塩せきハム（スライス）
原材料名	豚ロース肉（アメリカ）、乳たん白、糖類（水あめ、砂糖）食塩、たん白加水分解物（乳成分・豚肉を含む）、酵母エキス、植物油脂／卵殻カルシウム、香辛料抽出物
アレルギー表示	「卵、乳、豚肉」の成分を含んだ原材料を使用しています
内容量	70g

栄養成分表示
（1パック・10gあたり）

- エネルギー……13kcal
- たんぱく質……2.0g
- 脂質……0.4g
- 炭水化物……0.4g
- 食塩相当量……0.2g

詳しくは第1章（49ページ）へ

ハム❹

もも スライス

［トップバリュ・グリーンアイ］

イオン

抗生物質を使わずに飼育した
豚のもも肉を使用
亜硝酸Naを使わず
安全性の高い添加物のみを使用

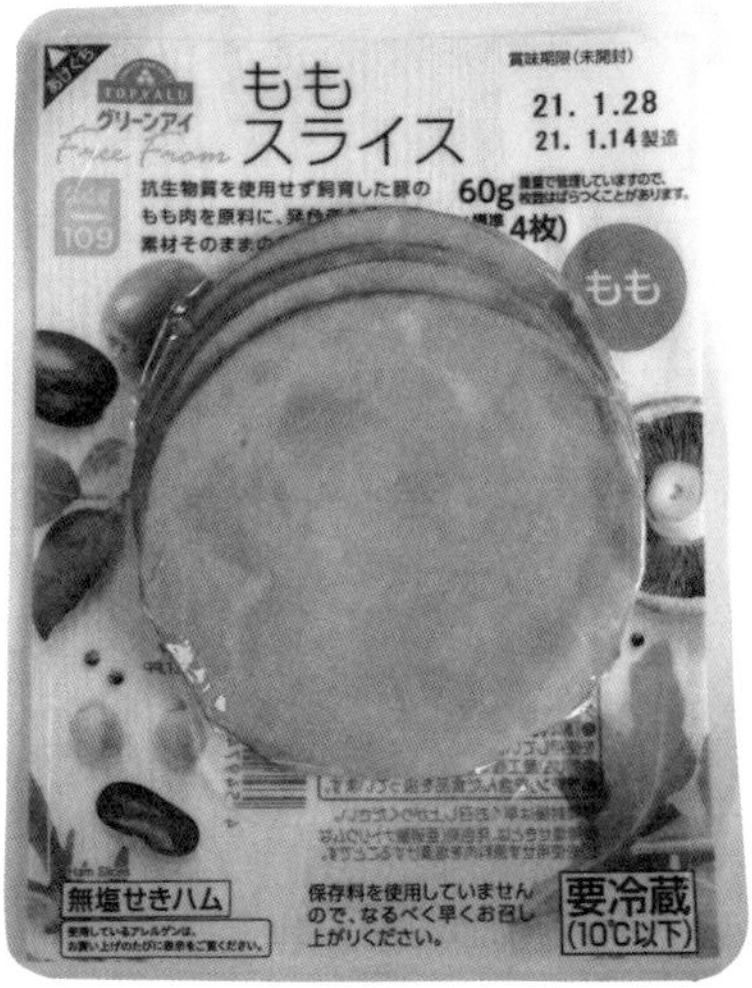

名称	無塩せきハム（スライス）
原材料名	豚もも肉（アメリカ）、乳たん白、糖類（水あめ、砂糖）、食塩、たん白加水分解物（乳成分・豚肉を含む）、酵母エキス、植物油脂／卵殻カルシウム、香辛料抽出物
アレルギー表示	「卵、乳、豚肉」の成分を含んだ原材料を使用しています
内容量	60g

栄養成分表示
（1パック・10gあたり）

- エネルギー……13kcal
- たんぱく質……2.0g
- 脂質……0.4g
- 炭水化物……0.3g
- 食塩相当量……0.2g

詳しくは第1章（49ページ）へ

ハム⑤

無塩せきロースハム

JA高崎ハム

亜硝酸Naを含まず
その他の添加物も使用していない
安心なロースハム

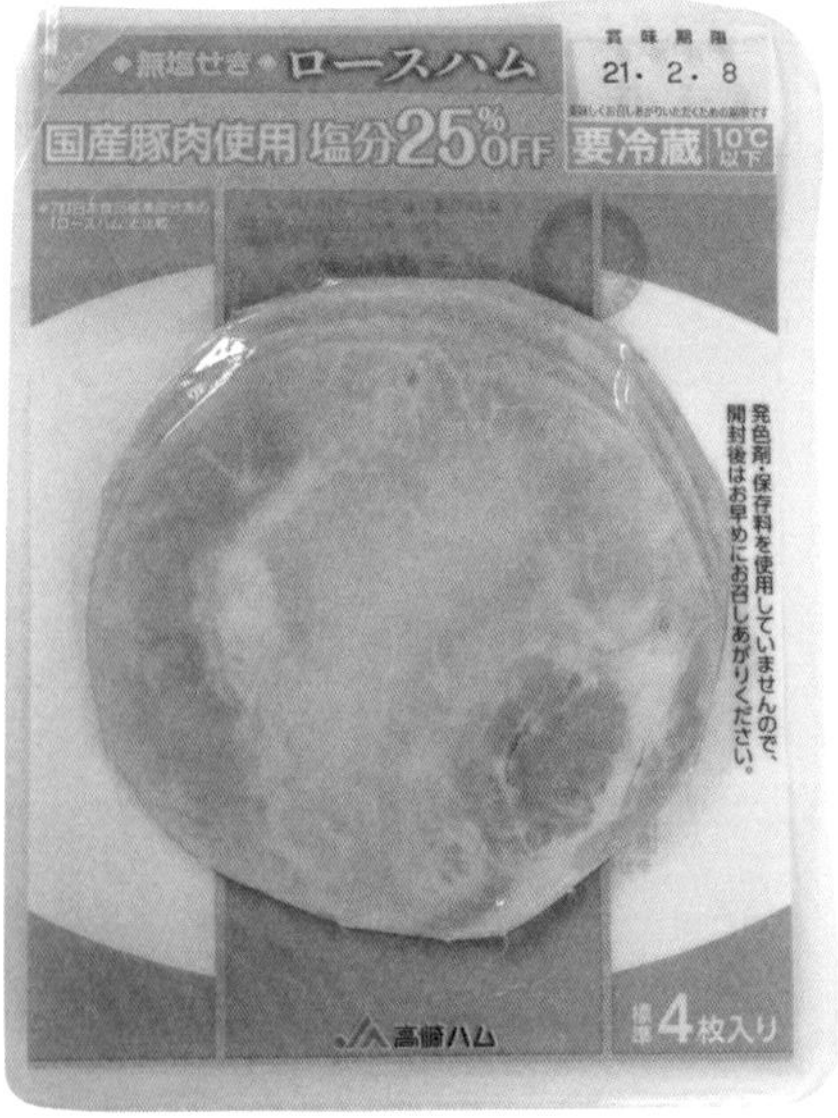

名称	無塩せきハム（スライス）
原材料名	豚ロース肉（国産）、乳たん白、食塩、糖類（砂糖、水あめ）、ポークエキス、酵母エキス、麦芽エキス、香辛料、野菜エキス
アレルギー表示	一部に乳成分・豚肉を含む
内容量	57g

栄養成分表示（1パック・100gあたり）

- エネルギー……211kcal
- たんぱく質……16.3g
- 脂質……15.3g
- 炭水化物……2.0g
- 食塩相当量……1.6g

詳しくは第1章（49ページ）へ

ウインナー❶

〔セブンプレミアム〕

無塩せき ポークウインナー ほそびき

セブン＆アイ・ホールディングス

亜硝酸Naは使わず
安全な添加物だけを使用
子どものお弁当のおかずにも安心

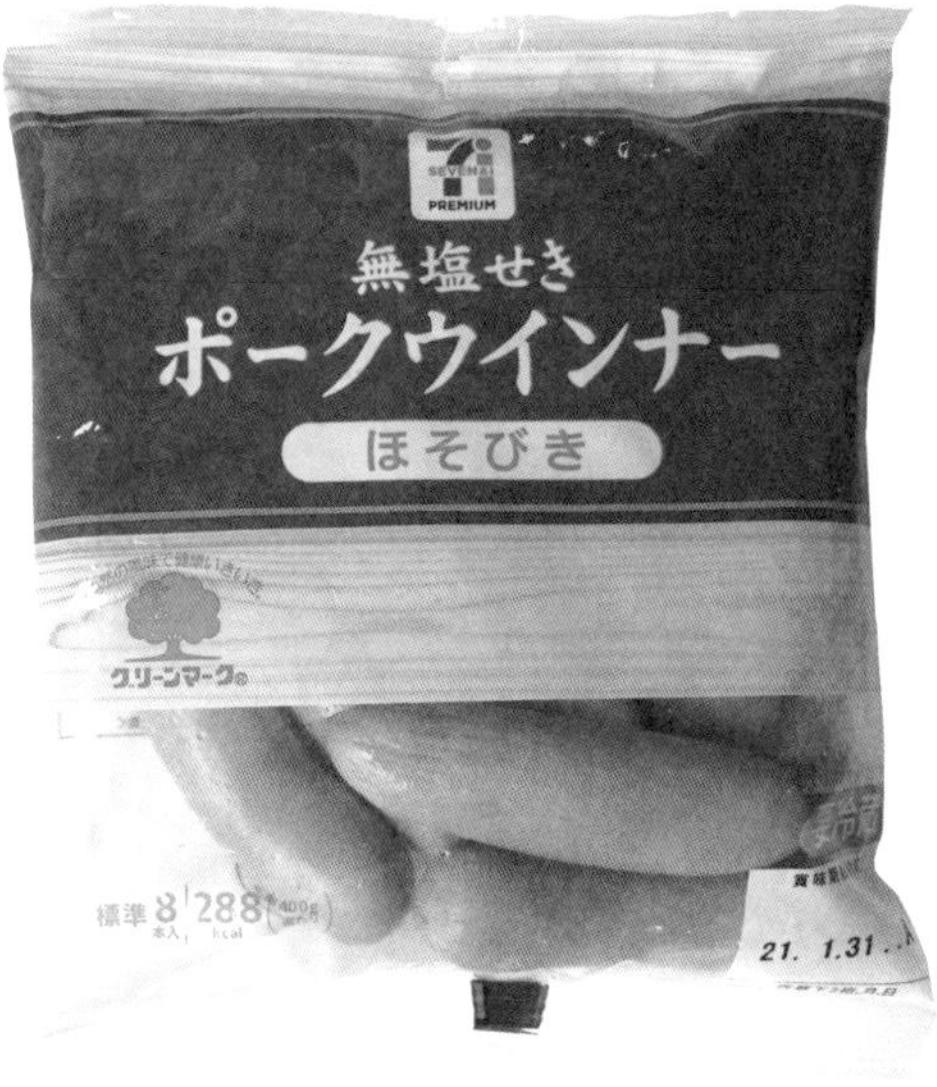

名称	無塩せきウインナーソーセージ
原材料名	豚肉、豚脂肪、還元水あめ、大豆たん白、食塩、水あめ、酵母エキス、コラーゲン、醸造酢、マッシュルームエキス、香辛料／貝カルシウム、香辛料抽出物
アレルギー表示	一部に豚肉・大豆を含む
内容量	113g

栄養成分表示（1パック・100gあたり）

- エネルギー……288kcal
- たんぱく質……13.6g
- 脂質……24.3g
- 炭水化物……3.7g
- 食塩相当量……1.7g

詳しくは第1章（49ページ）へ

［セブンプレミアム］
無塩せき ポークウインナー あらびき

セブン&アイ・ホールディングス

歯ごたえのあるウインナー 添加物は安全性の高い2種類のみで 亜硝酸Naは使用していない

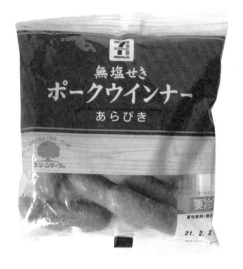

名称	無塩せきウインナーソーセージ
原材料名	豚肉、豚脂肪、還元水あめ、食塩、水あめ、大豆たん白、ポークエキス、醸造酢、しいたけエキス、酵母エキス、マッシュルームエキス、香辛料、たん白加水分解物、コラーゲン/貝カルシウム、香辛料抽出物
アレルギー表示	一部に豚肉・大豆を含む
内容量	103g

栄養成分表示
（1パック・100gあたり）

- エネルギー……291kcal
- たんぱく質……14.5g
- 脂質……24.6g
- 炭水化物……3.0g
- 食塩相当量……1.4g

詳しくは第1章（49ページ）へ

ウインナー❸

［グリーンマーク］無塩せき ミニウインナー 皮なし……信州ハム

子どものお弁当のおかずに最適
亜硝酸Naを含まず
添加物は安全性の高い1種類のみ

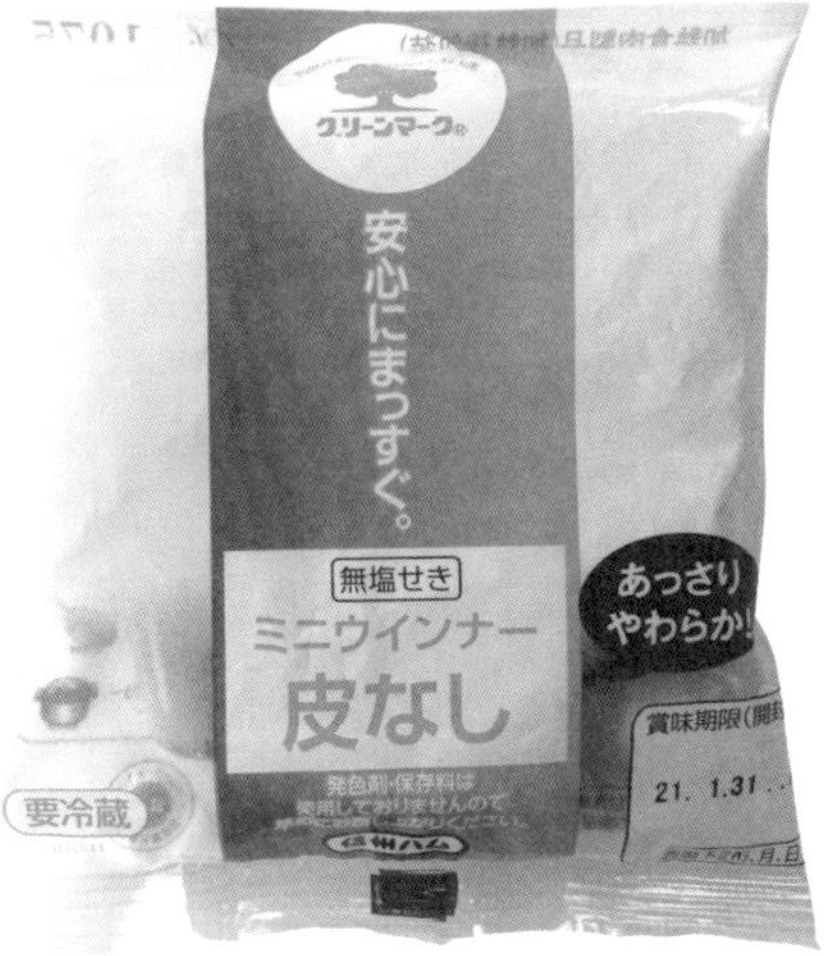

名称	無塩せきウインナーソーセージ
原材料名	豚肉、豚脂肪、鶏肉、還元水あめ、大豆たん白、水あめ、食塩、酵母エキス、香辛料、こんぶエキス、かつお節エキス、たん白加水分解物、醸造酢、コラーゲン／貝カルシウム
アレルギー表示	一部に豚肉・鶏肉・大豆を含む
内容量	90g

栄養成分表示（1パック・90gあたり）

- エネルギー……257kcal
- たんぱく質……12.4g
- 脂質……21.2g
- 炭水化物……4.3g
- 食塩相当量……1.3g

詳しくは第1章（49ページ）へ

ウインナー❹

［トップバリュ・グリーンアイ］ポークほそびきウインナー

……イオン

抗生物質を使わずに飼育した豚の肉を使用
安全性の高い添加物のみで亜硝酸Naは使用せず

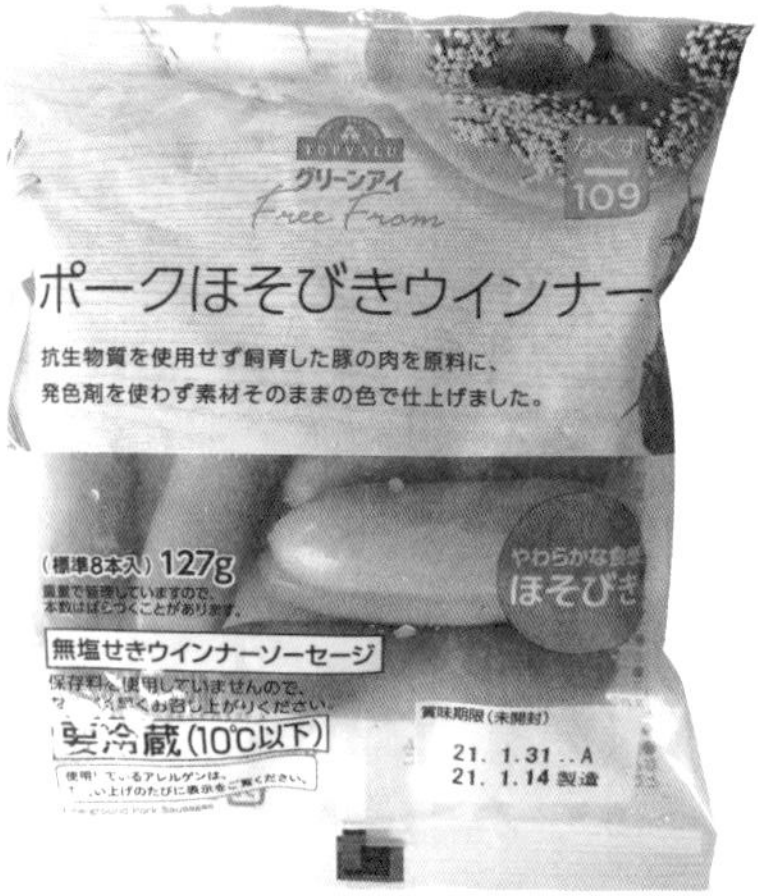

名称	無塩せきウインナーソーセージ
原材料名	豚肉（アメリカ）、豚脂肪、ポークエキス、結着材料（大豆たん白、でん粉）、粉末水あめ、還元水あめ、食塩、かつお節エキス、香辛料、マッシュルームエキス、たん白加水分解物（豚肉を含む）／貝カルシウム
アレルギー表示	「大豆、豚肉」の成分を含んだ原材料を使用しています
内容量	127g

栄養成分表示（1パック・100gあたり）

- エネルギー……340kcal
- たんぱく質……10.9g
- 脂質……30.3g
- 炭水化物……5.8g
- 食塩相当量……1.5g

☞ 詳しくは第1章（49ページ）へ

ウインナー5

［トップバリュ・グリーンアイ］

ポークあらびきウインナー

……イオン

食べごたえのあるウインナー
抗生物質を使わずに飼育した
豚の肉を使用
亜硝酸Naは不使用

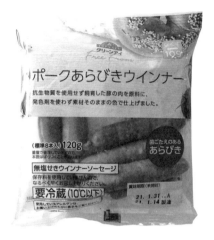

名称	無塩せきウインナーソーセージ
原材料名	豚肉（アメリカ）、豚脂肪、粉末水あめ、結着材料（でん粉、大豆たん白）、還元水あめ、食塩、かつお節エキス、香辛料、酵母エキス、玉ねぎエキス、マッシュルームエキス、たん白加水分解物（豚肉を含む）/貝カルシウム
アレルギー表示	「大豆、豚肉」の成分を含んだ原材料を使用しています
内容量	120g

栄養成分表示
（1パック・100gあたり）

- エネルギー……305kcal
- たんぱく質……14.5g
- 脂質……24.9g
- 炭水化物……6.0g
- 食塩相当量……1.5g

詳しくは第1章（49ページ）へ

ウインナー❻

皮なしミニウインナー

［トップバリュ・グリーンアイ］

イオン

亜硝酸Naを使わず 添加物は1種類のみで 安全性も高い

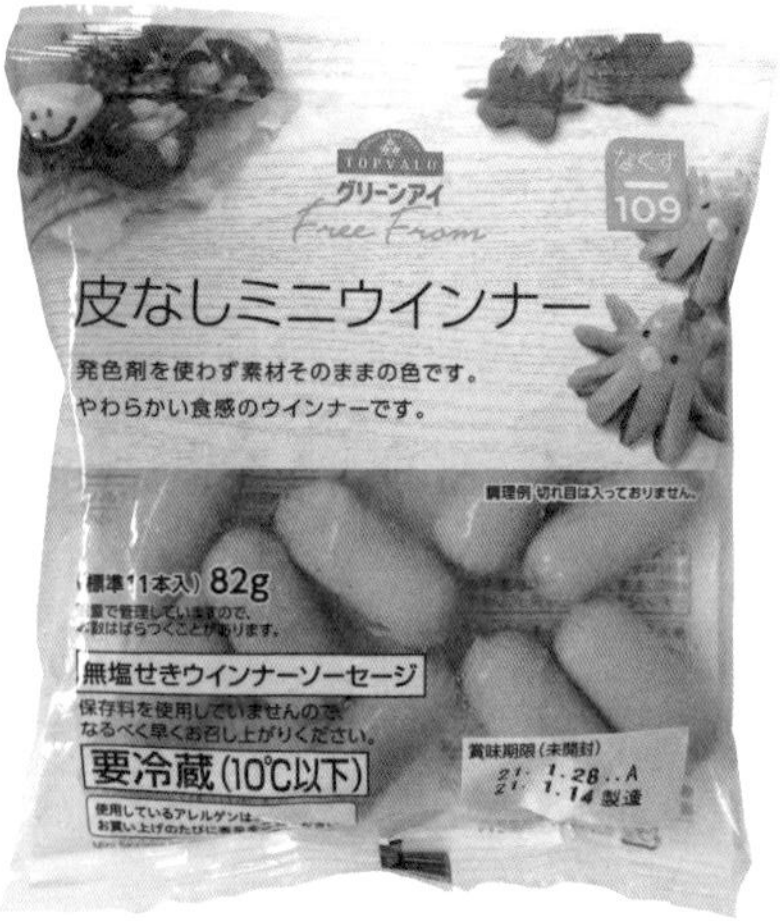

名称	無塩せきウインナーソーセージ
原材料名	豚肉（アメリカ）、鶏肉、豚脂肪、還元水あめ、結着材料（大豆たん白、とうもろこしでん粉）、水あめ、食塩、酵母エキス、こんぶエキス、かつお節エキス、たん白加水分解物（豚肉を含む）、醸造酢、香辛料、コラーゲン（豚肉を含む）、オニオンパウダー／貝カルシウム
アレルギー表示	「大豆、鶏肉、豚肉」の成分を含んだ原材料を使用しています
内容量	82g

栄養成分表示（1パック・10gあたり）

- エネルギー……29kcal
- たんぱく質……1.2g
- 脂質……2.5g
- 炭水化物……0.5g
- 食塩相当量……0.1g

詳しくは第1章（49ページ）へ

ウインナー⑦

無塩せき あらびきウインナー

JA高崎ハム

亜硝酸Naを含まず
その他の添加物も使用せず
お弁当のおかずにも安心

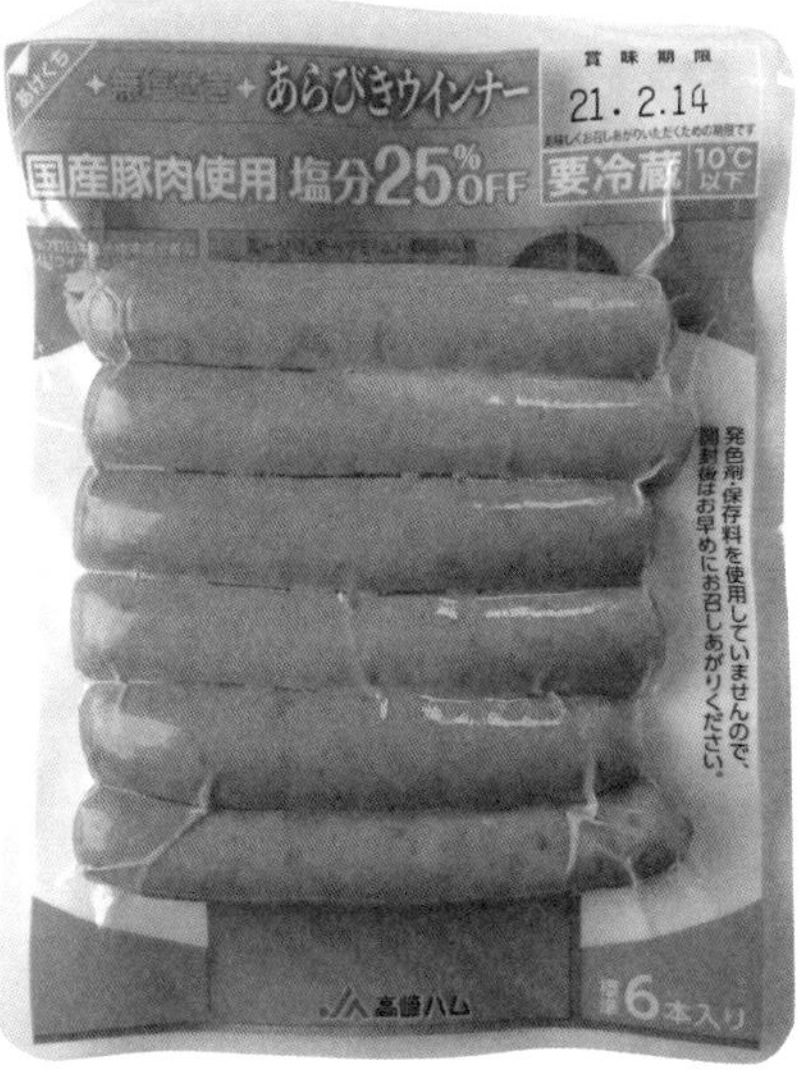

名称	無塩せきウインナーソーセージ
原材料名	豚肉（国産）、豚脂肪（国産）、米粉、海藻ミネラル、ポークエキス、食塩、砂糖、麦芽エキス、玉ねぎエキス、香辛料、酵母エキス、野菜エキス
アレルギー表示	一部に豚肉を含む
内容量	114g

栄養成分表示（1パック・100gあたり）

- エネルギー……305kcal
- たんぱく質……14.2g
- 脂質……26.8g
- 炭水化物……1.7g
- 食塩相当量……1.2g

詳しくは第1章（49ページ）へ

ウインナー 8

無塩せき ウインナー アンティエ レモン&パセリ

日本ハム

大手ハムメーカーながら
亜硝酸Naは使っていない
歯ごたえがいいが、食べすぎには注意

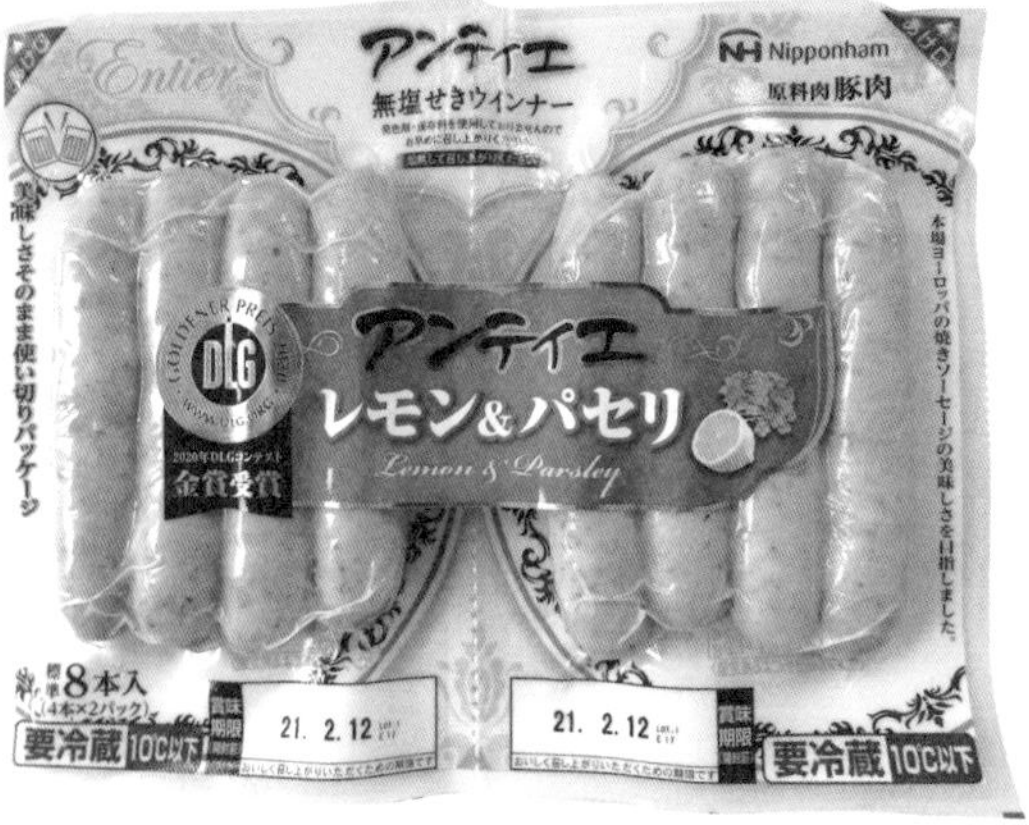

名称	無塩せきウインナーソーセージ
原材料名	豚肉、豚脂肪、食塩、香辛料、豚コラーゲン、糖類（砂糖、水あめ）、レモン果汁／調味料（有機酸等）、リン酸塩（Na）、酸化防止剤（ビタミンC）、ビタミンB_1、香辛料抽出物
アレルギー表示	豚肉
内容量	140g（2パック）

栄養成分表示（100gあたり）

- エネルギー……327kcal
- たんぱく質……12.9g
- 脂質……29.4g
- 炭水化物……2.6g
- 食塩相当量……1.9g

詳しくは第1章（49ページ）へ

ベーコン❶

［セブンプレミアム］無塩せき ベーコン ハーフカット

セブン&アイ・ホールディングス

スパゲティや野菜炒めに最適 亜硝酸Naを使わず 安全な添加物を使用

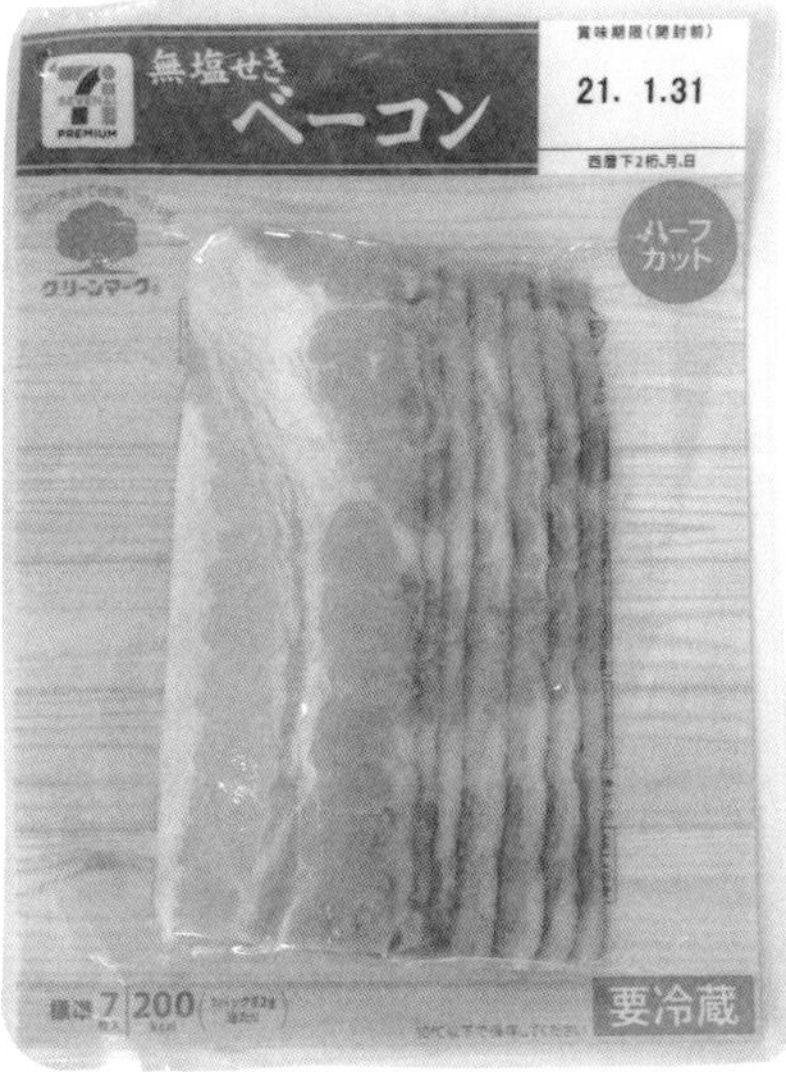

名称	無塩せきベーコン（スライス）
原材料名	豚ばら肉、乳たん白、糖類（麦芽糖、砂糖）、食塩、酵母エキス／卵殻カルシウム、香辛料抽出物
アレルギー表示	一部に乳成分・卵・豚肉を含む
内容量	62g

栄養成分表示（1パック・62gあたり）

- エネルギー……200kcal
- たんぱく質……9.0g
- 脂質……17.5g
- 炭水化物……1.5g
- 食塩相当量……0.7g

詳しくは第1章（49ページ）へ

〔グリーンマーク〕無塩せきベーコンハーフカット

信州ハム

亜硝酸Naを使わず
使用添加物は
安全性の高い2種類のみ

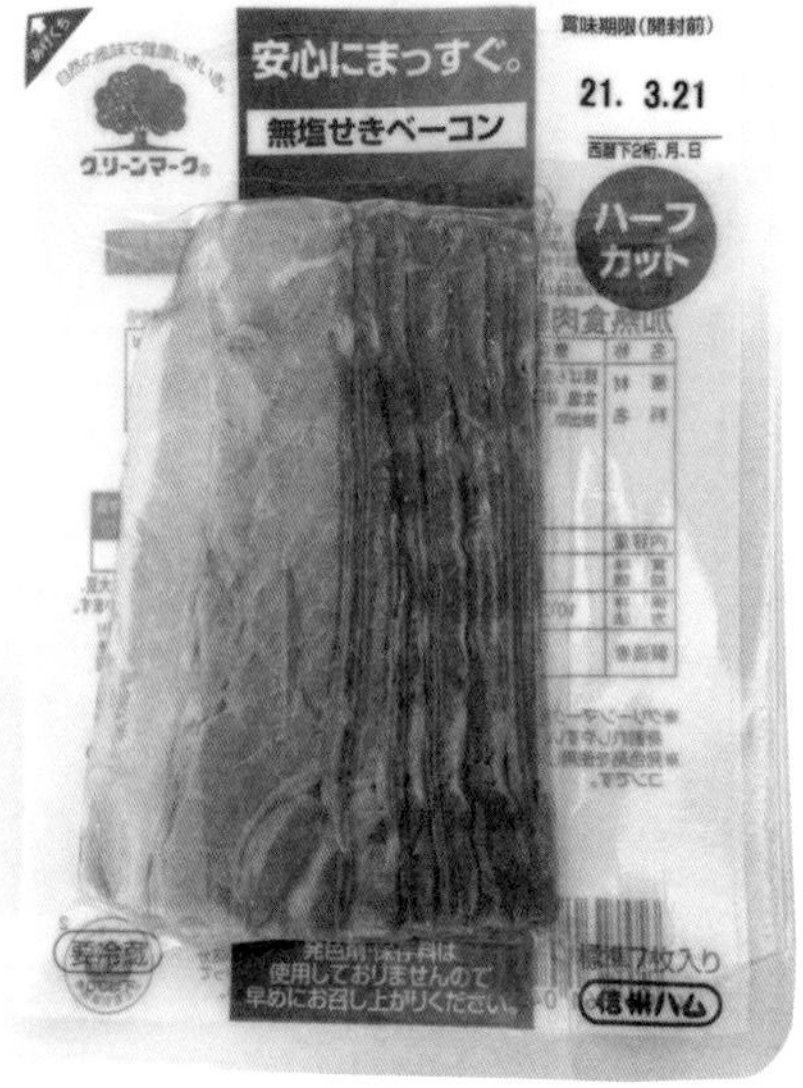

名称	無塩せきベーコン(スライス)
原材料名	豚ばら肉、乳たん白、糖類(麦芽糖、砂糖)、食塩、酵母エキス/卵殻カルシウム、香辛料抽出物
アレルギー表示	一部に乳成分・卵・豚肉を含む
内容量	60g

栄養成分表示
(1パック・60gあたり)

- エネルギー……193kcal
- たんぱく質……8.7g
- 脂質……17.0g
- 炭水化物……1.4g
- 食塩相当量……0.7g

詳しくは第1章(49ページ)へ

ベーコン❸

［トップバリュ・グリーンアイ］
ベーコンスライス

イオン

抗生物質を使わずに飼育した
豚のばら肉を使用
亜硝酸Naは不使用
スパゲティや野菜炒めなどに

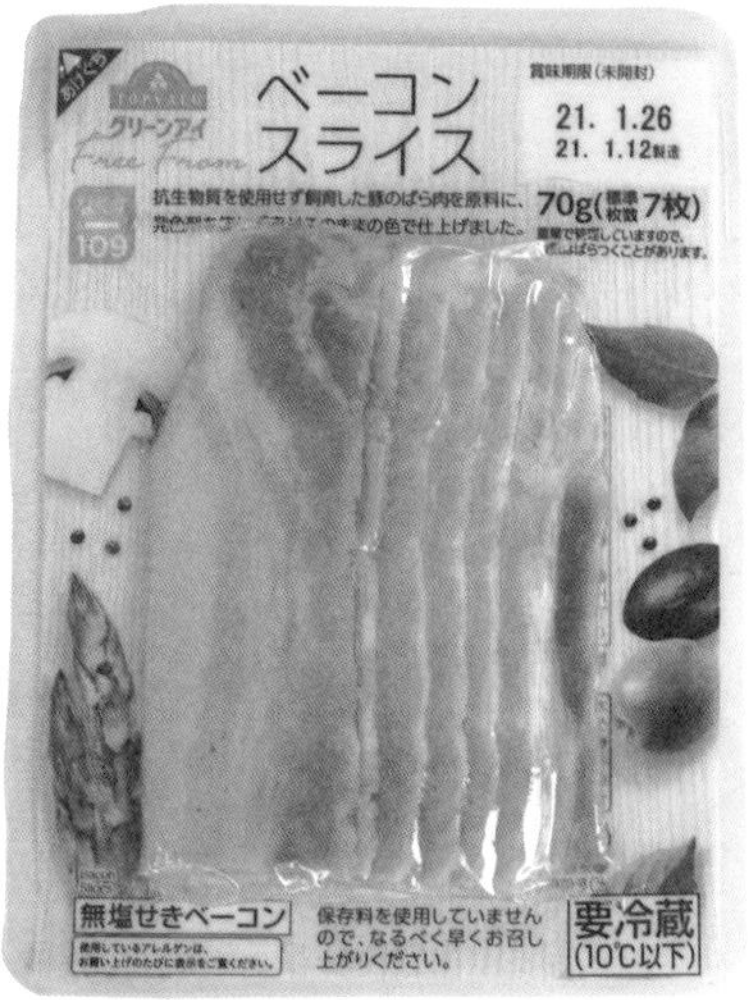

名称	無塩せきベーコン（スライス）
原材料名	豚ばら肉（アメリカ）、乳たん白、糖類（麦芽糖、砂糖）、食塩、酵母エキス／卵殻カルシウム、香辛料抽出物
アレルギー表示	「卵、乳、豚肉」の成分を含んだ原材料を使用しています
内容量	70g

栄養成分表示
（1パック・10gあたり）

・エネルギー……34kcal
・たんぱく質……1.6g
・脂質……3.0g
・炭水化物……0.1g
・食塩相当量……0.2g

詳しくは第1章（49ページ）へ

ベーコン❹

無塩せきベーコン

JA高崎ハム

亜硝酸Naを含まず
その他の添加物も使用せず
パスタや野菜炒めに最適

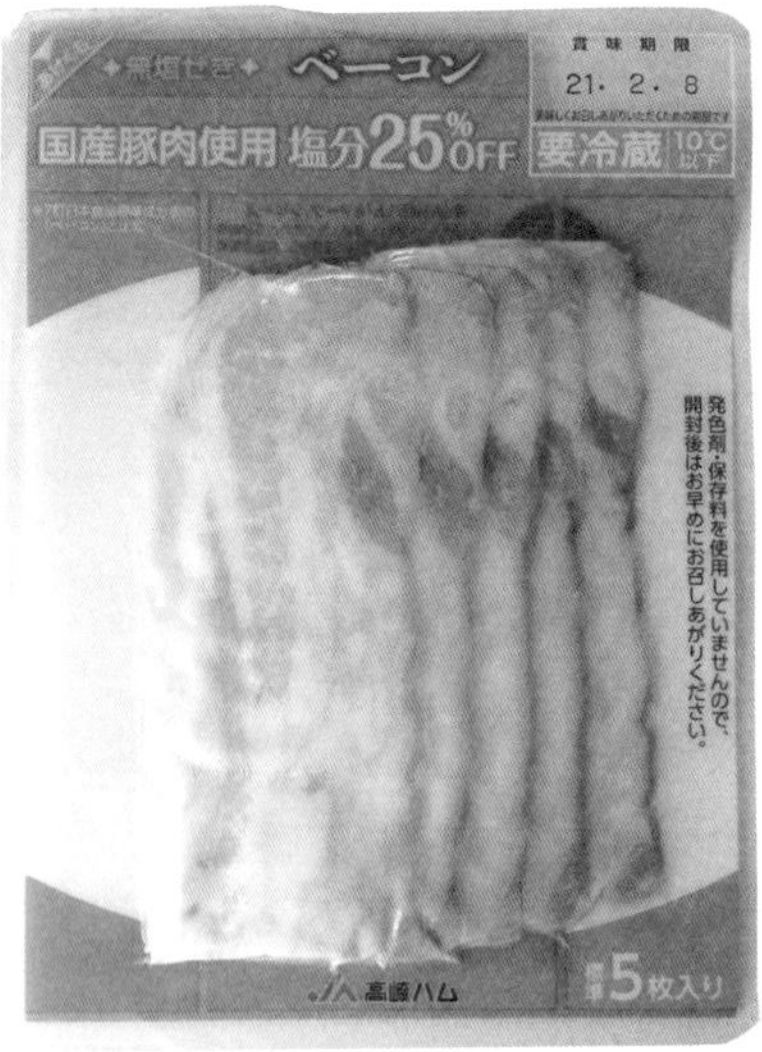

名称	無塩せきベーコン（スライス）
原材料名	豚ばら肉（国産）、乳たん白、食塩、糖類（砂糖、水あめ）、ポークエキス、酵母エキス、麦芽エキス、香辛料、酵母エキス
アレルギー表示	一部に乳成分・豚肉を含む
内容量	55g

栄養成分表示（1パック・100gあたり）

- エネルギー……404kcal
- たんぱく質……12.6g
- 脂質……38.8g
- 炭水化物……1.0g
- 食塩相当量……1.1g

詳しくは第1章（49ページ）へ

おにぎり❶

熟成旨味仕立て 辛子明太子

セブン&アイ・ホールディングス

亜硝酸Na不使用の
辛子明太子を具材に採用
使用添加物はそれほど問題ない

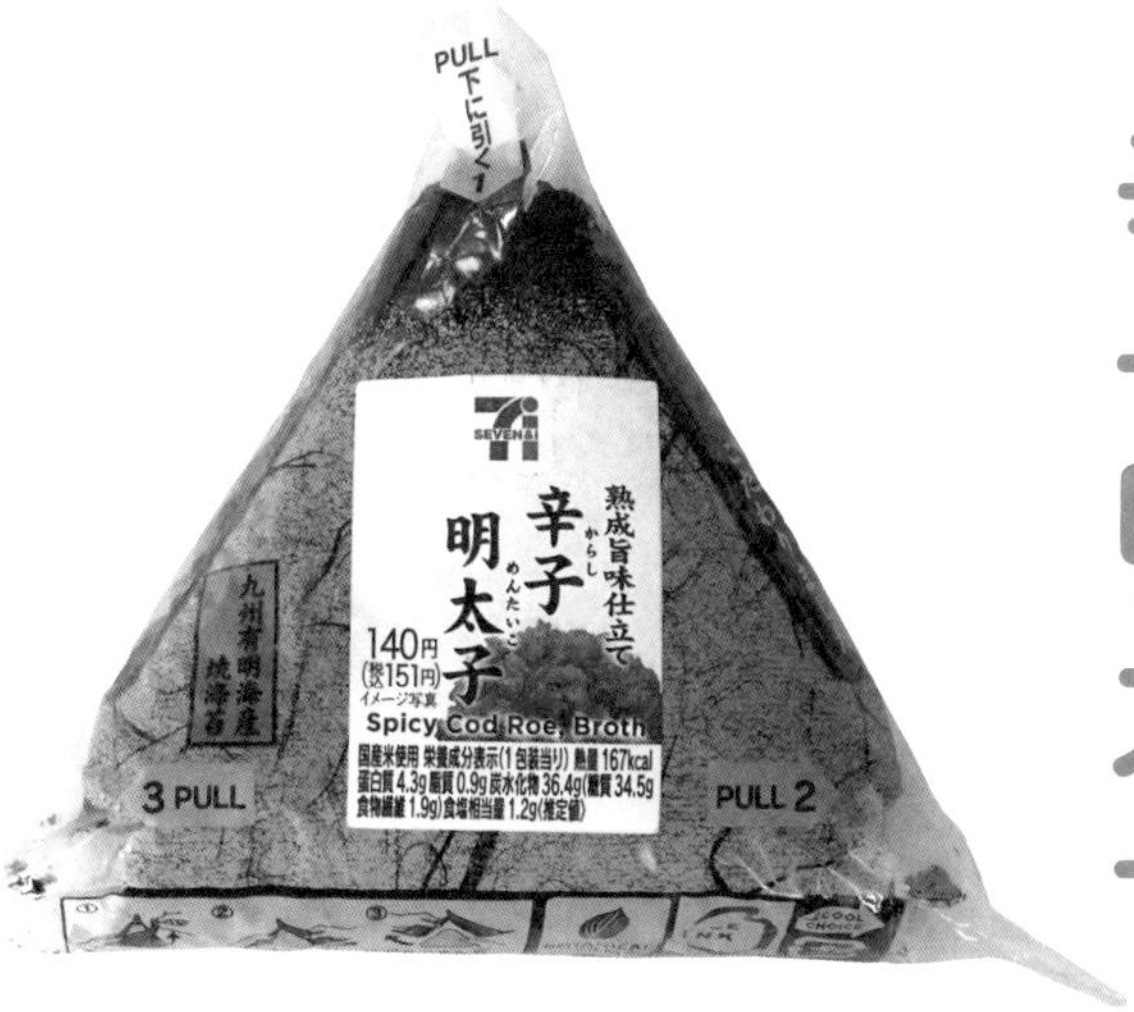

名称	おにぎり　辛子明太子
原材料名	塩飯（国産米使用）、辛子明太子、海苔／調味料（アミノ酸等）、pH調整剤、ベニコウジ色素、酵素
内容量	1個

栄養成分表示
（1包装あたり）

- エネルギー……167kcal
- たんぱく質……4.3g
- 脂質……0.9g
- 炭水化物……36.4g
- 食塩相当量……1.2g（推定値）

詳しくは第2章（77ページ）へ

おにぎり❷

辛子明太子

ファミリーマート

亜硝酸Na不使用の
辛子明太子を使っている
その他の添加物もそれほど問題ない

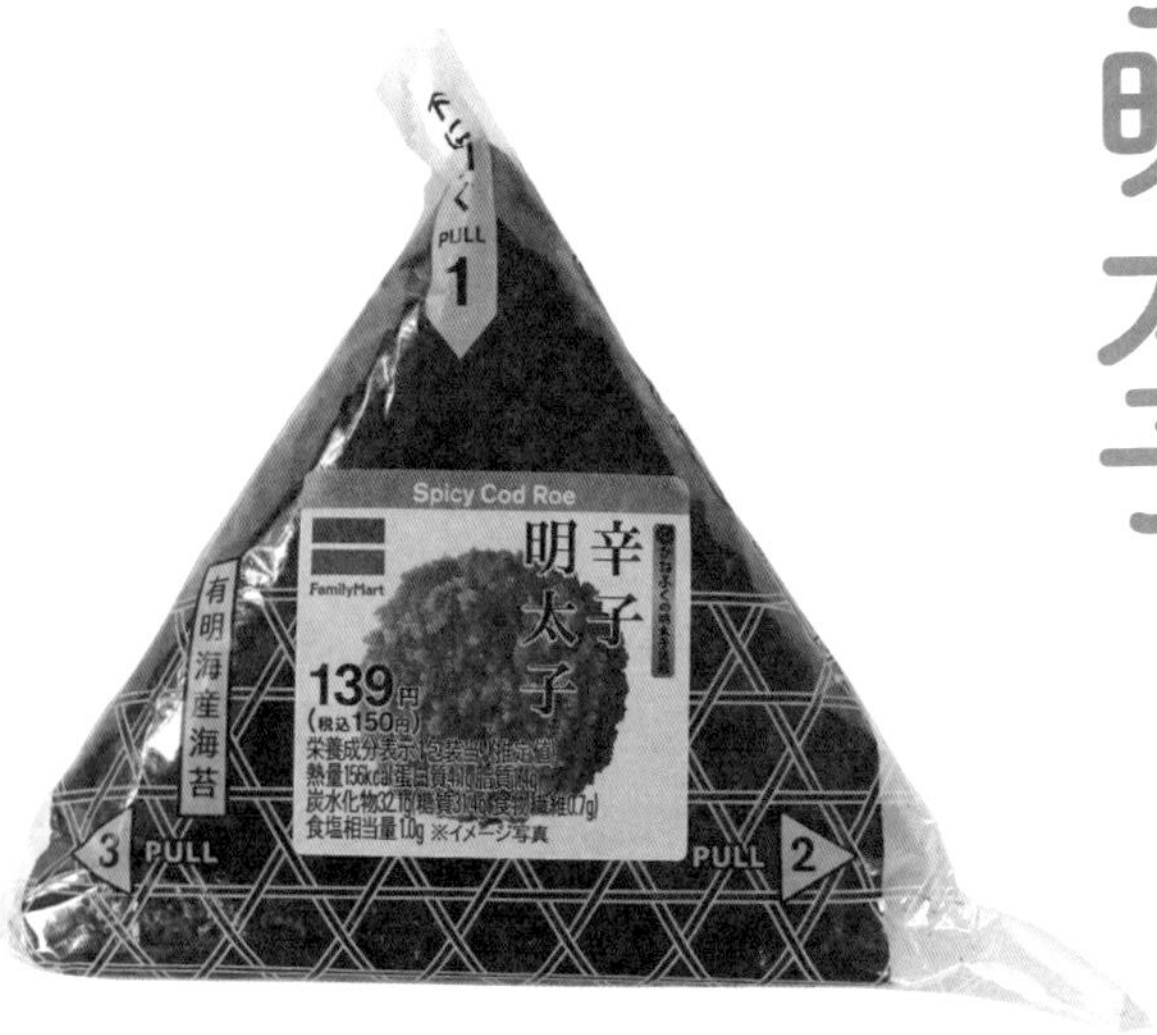

名称	おむすび手巻　辛子明太子
原材料名	ご飯、からし明太子、海苔、食塩/調味料（アミノ酸等）、増粘剤（加工デンプン）、酸化防止剤（V.C）、着色料（紅麹）、酵素

栄養成分表示
（1包装あたり〈推定値〉）

- エネルギー……156kcal
- たんぱく質……4.1g
- 脂質……1.4g
- 炭水化物……32.1g
- 食塩相当量……1.0g

☞ 詳しくは第2章（77ページ）へ

おにぎり❸

おにぎり屋 熟成辛子明太子……ローソン

亜硝酸Na不使用の辛子明太子を使っている添加物がやや多いのが少し気になるところ

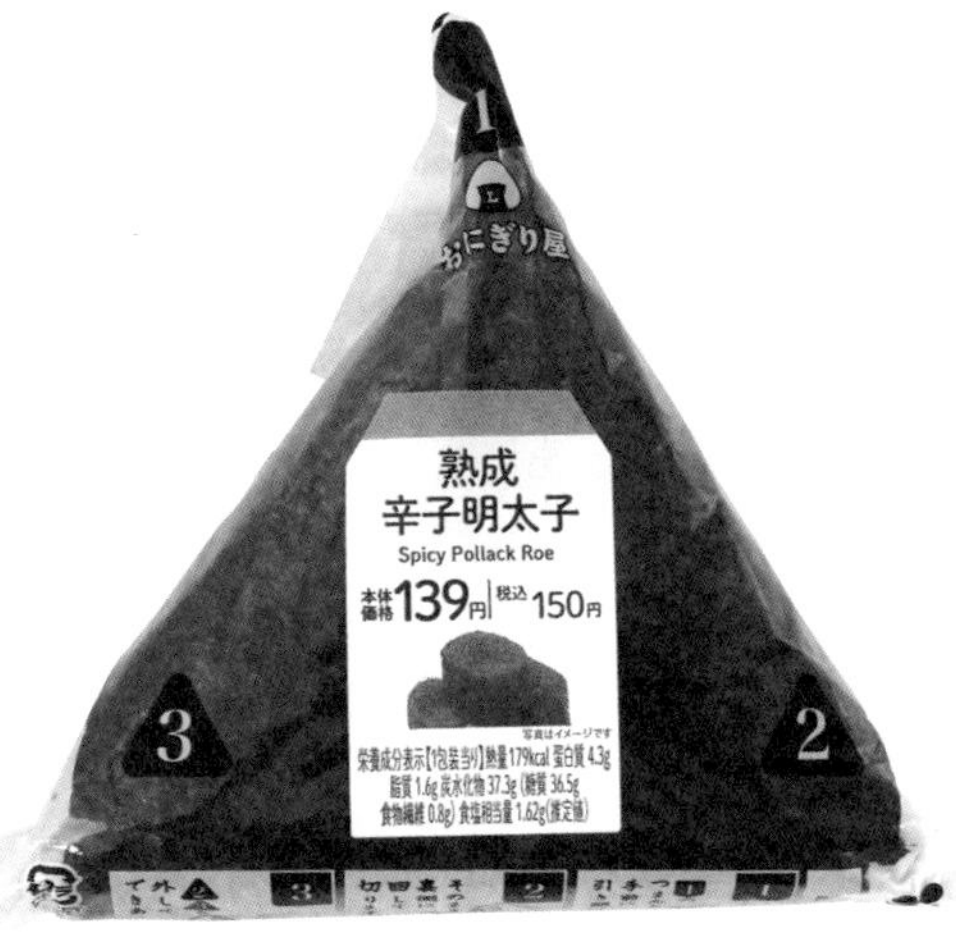

名称	おにぎり手巻　熟成辛子明太子
原材料名	ご飯、辛子明太子、海苔、塩／調味料（アミノ酸等）、pH調整剤、酸化防止剤（V.C）、加工澱粉、ベニコウジ色素、カロチノイド色素、酵素
アレルギー表示	一部に小麦・大豆・魚醤（魚介類）を含む

栄養成分表示（1包装あたり）

- エネルギー……179kcal
- たんぱく質……4.3g
- 脂質……1.6g
- 炭水化物……37.3g
- 食塩相当量……1.62g（推定値）

詳しくは第2章（77ページ）へ

二段仕込み熟成 辛子明太子

ニューデイズ

亜硝酸Naを使っていない辛子明太子を具材に使用 添加物がやや多いが、毒性の強いものはない

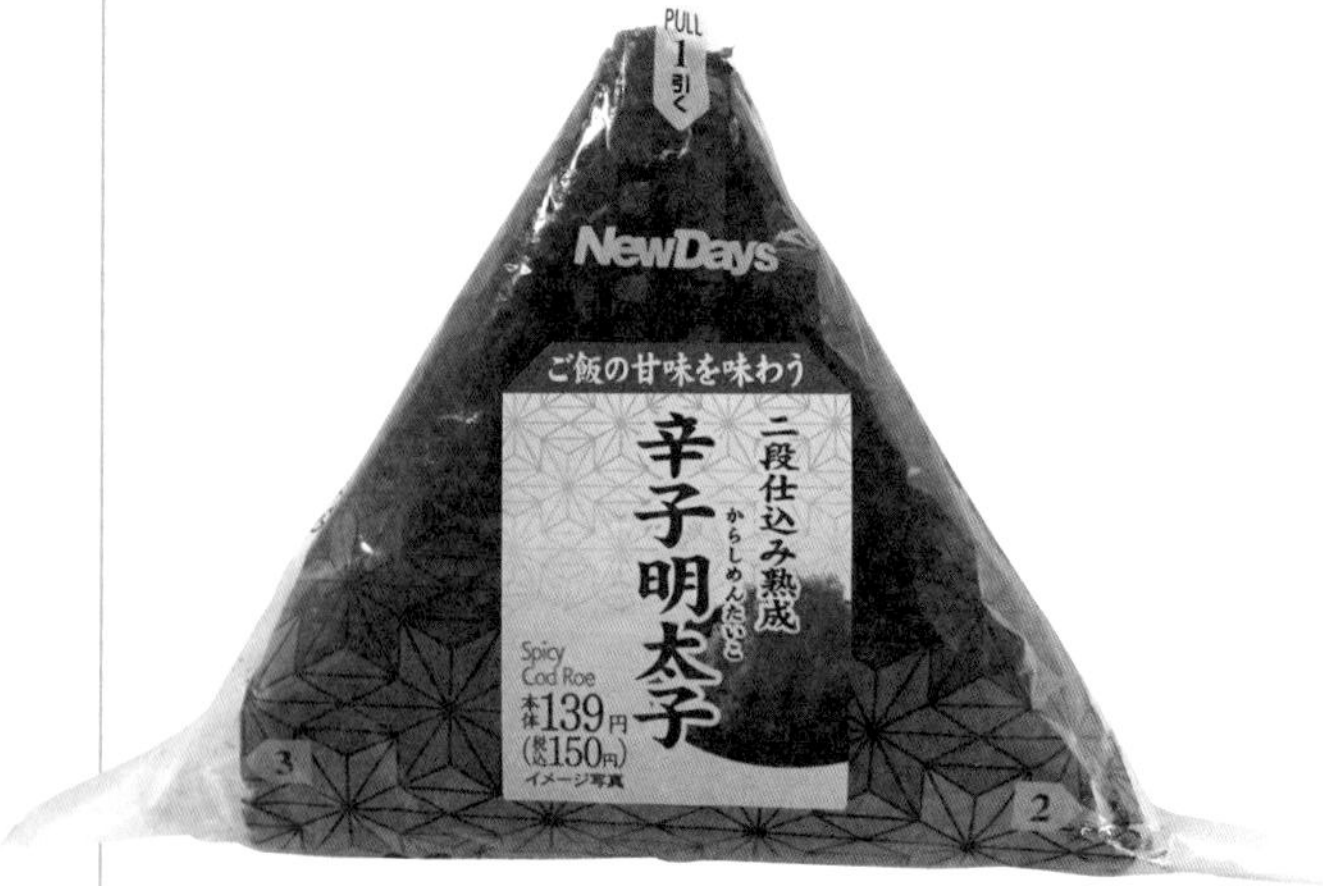

名称	おにぎり
原材料名	ご飯、辛子明太子、海苔、食塩、植物油/酢、調味料(アミノ酸等)、甘味料(ソルビット)、酒精、紅麹色素、増粘剤(増粘多糖類、加工でん粉)、酢酸Na、グリシン、酸化防止剤(V.C)、ナイアシン、香辛料、酵素
アレルギー表示	一部に小麦・大豆を含む

栄養成分表示(1包装あたり)

- エネルギー……175kcal
- たんぱく質……4.5g
- 脂質……1.3g
- 炭水化物……36.3g
- 食塩相当量……1.6g

詳しくは第2章(77ページ)へ

おにぎり❺

北海道産生たらこ（期間限定）

セブン&アイ・ホールディングス

亜硝酸Na不使用の
生たらこを具材に使ったおにぎり
添加物がやや多いが、
毒性の強いものはない

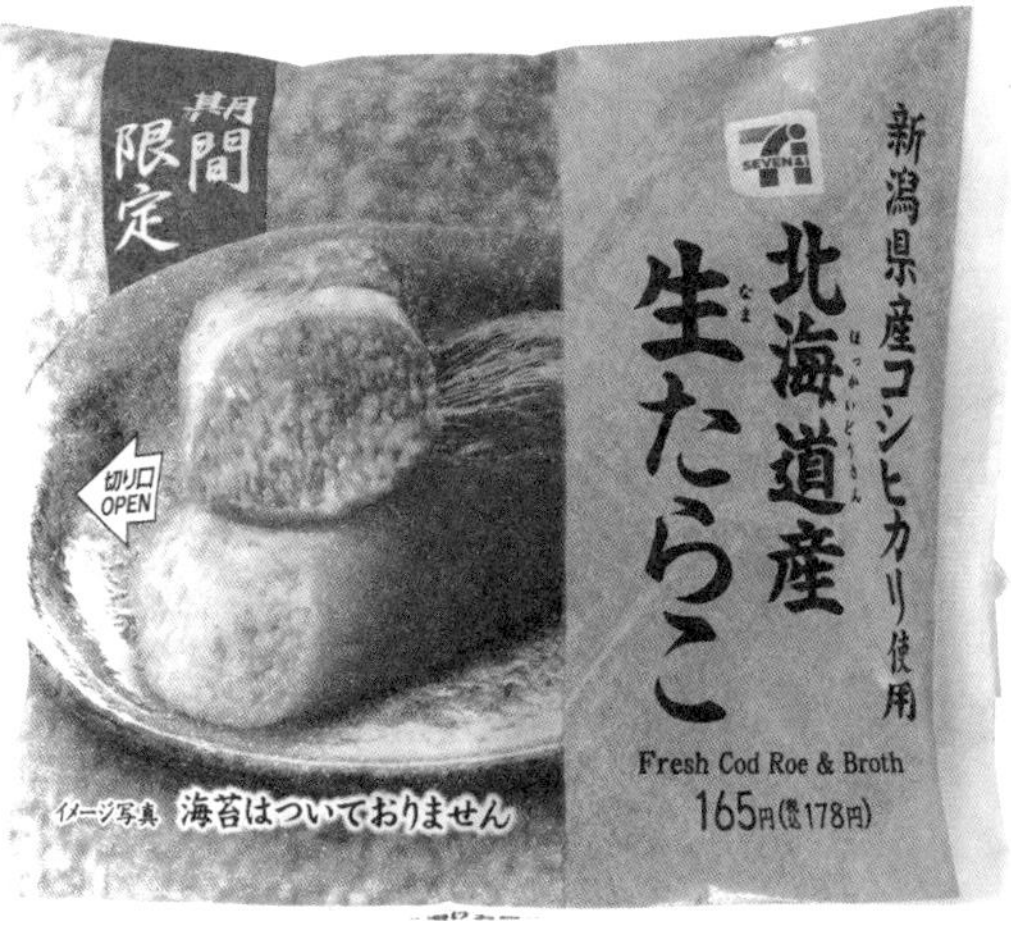

名称	おにぎり
原材料名	御飯、たらこ、塩／調味料（アミノ酸等）、pH調整剤、ソルビット、酸化防止剤（V.C）、ベニコウジ色素、野菜色素、酵素

栄養成分表示（1包装あたり）

- エネルギー……177kcal
- たんぱく質……4.8g
- 脂質……0.9g
- 炭水化物……38.2g
- 食塩相当量……1.4g（推定値）

詳しくは第2章（77ページ）へ

おにぎり❻

半生炙りたらこ

ニューデイズ

亜硝酸Na不使用のたらこを使ったおにぎり 添加物がやや多いが、毒性の強いものはない

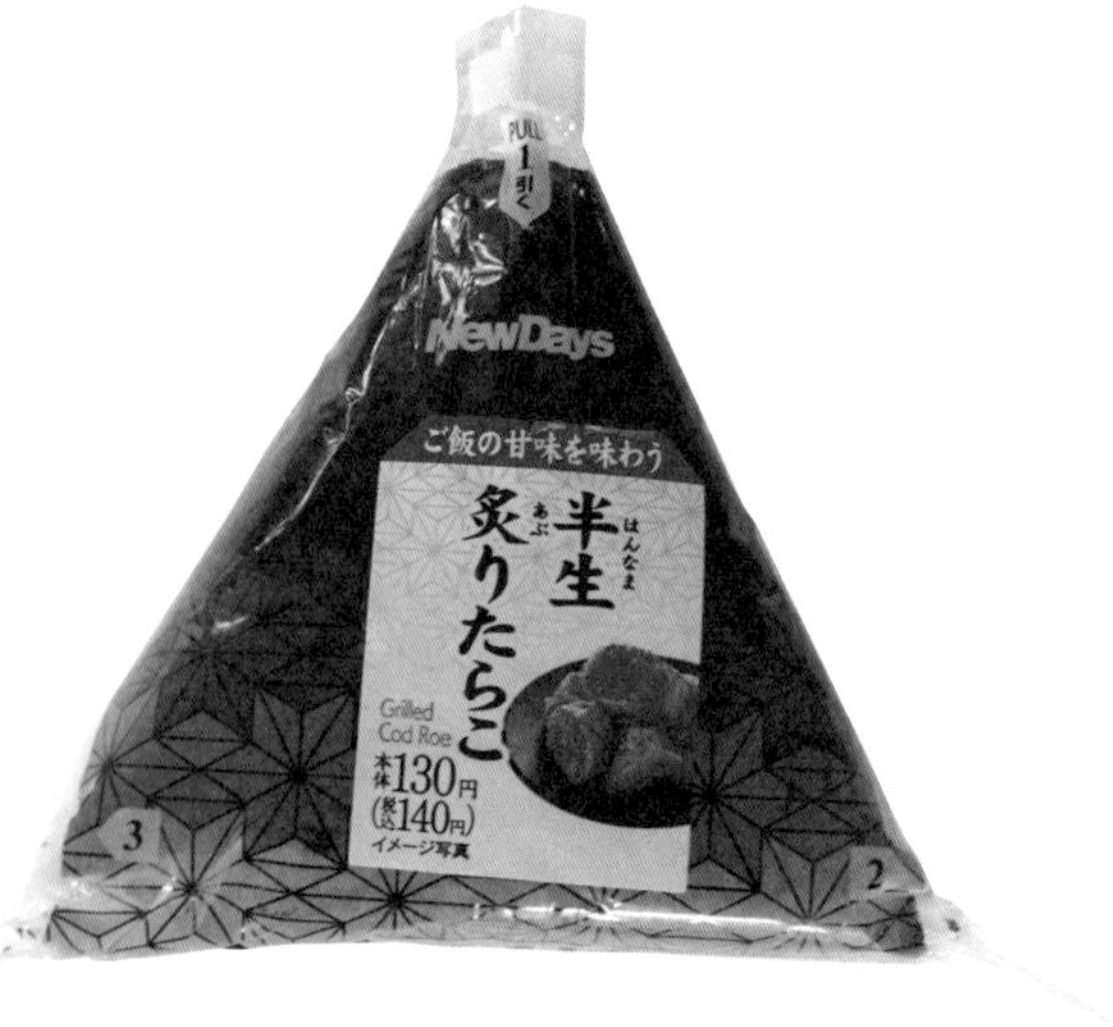

名称	おにぎり
原材料名	ご飯、あぶりたらこ、海苔、食塩、植物油/酢、調味料（アミノ酸等）、増粘剤（加工でん粉、増粘多糖類）、pH調整剤、酸化防止剤（V.C）、酵素、着色料（野菜色素、紅麹）
アレルギー表示	一部に小麦・大豆を含む

栄養成分表示（1包装あたり）

- エネルギー……172kcal
- たんぱく質……4.5g
- 脂質……1.3g
- 炭水化物……35.6g
- 食塩相当量……1.3g

詳しくは第2章（77ページ）へ

北海道産炙り焼たらこ

ニューデイズ

亜硝酸Na不使用のたらこを具材に使っている添加物がやや多いが、毒性の強いものはない

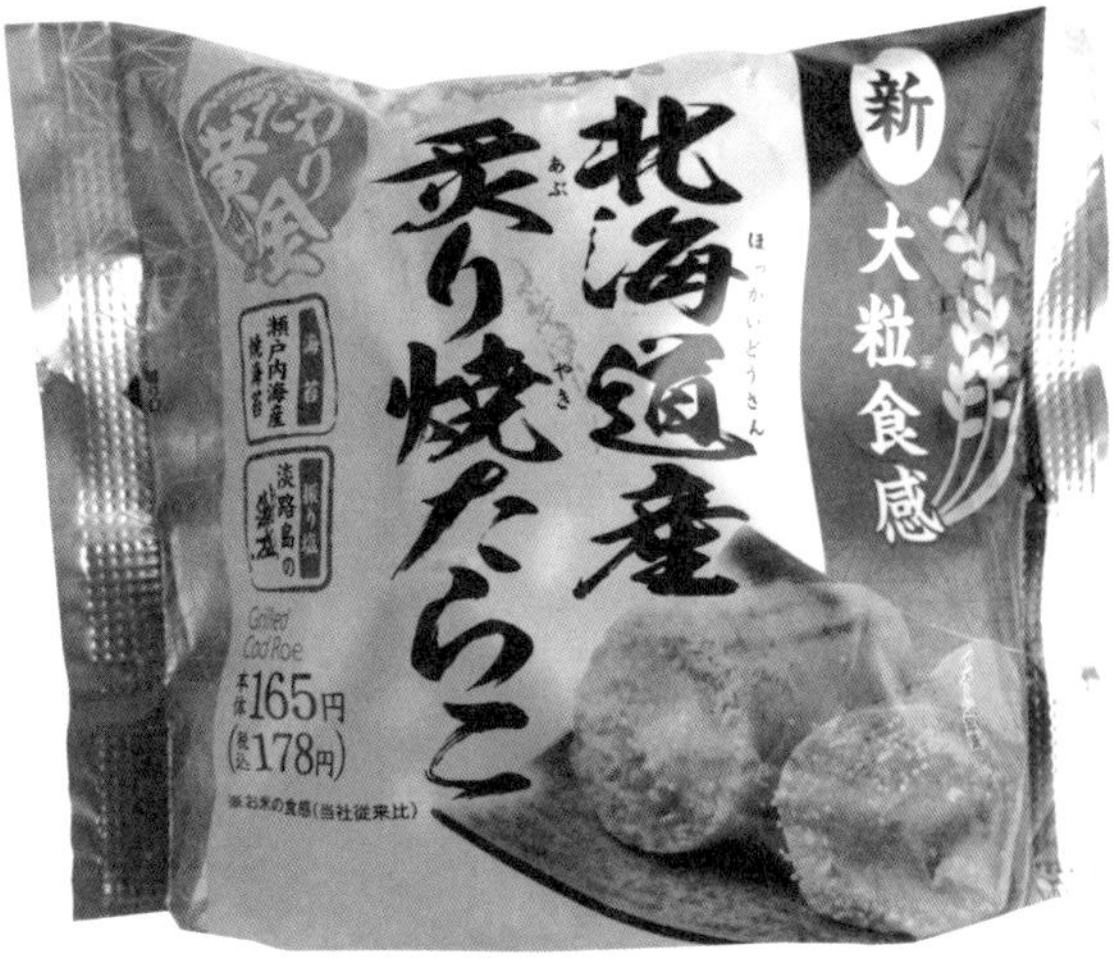

名称	おにぎり
原材料名	ご飯、焼たらこ、食塩、海苔、植物油/pH調整剤、グリシン、トレハロース、調味料（アミノ酸等)、酸化防止剤(V.C)、増粘剤(加工でん粉)、ナイアシン
アレルギー表示	一部に小麦・大豆を含む

栄養成分表示（1包装あたり）

- エネルギー……182kcal
- たんぱく質……5.4g
- 脂質……1.7g
- 炭水化物……36.3g
- 食塩相当量……1.7g

詳しくは第2章（77ページ）へ

いくら醤油漬け（期間限定）

セブン&アイ・ホールディングス

亜硝酸Na不使用の
いくらを使ったおにぎり
添加物は3種類と少ない
新潟産コシヒカリ使用

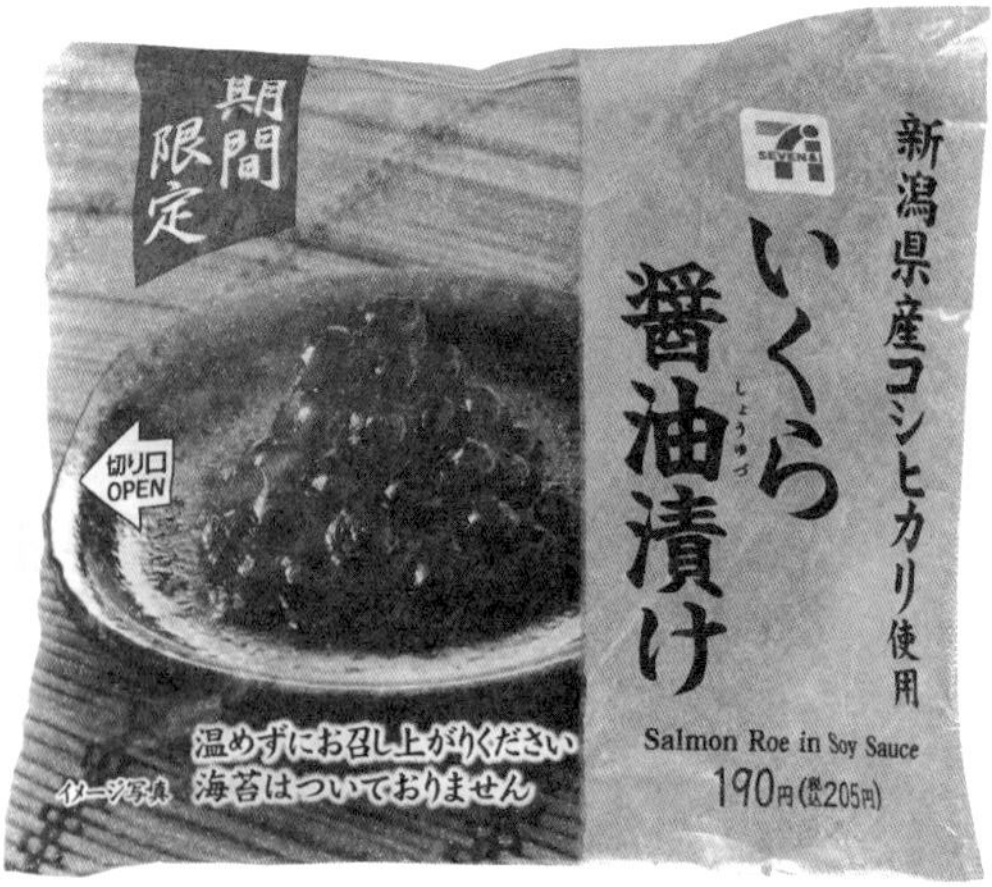

名称	おにぎり
原材料名	御飯、ますいくら醤油漬、塩／調味料（アミノ酸等）、酒精、増粘多糖類
アレルギー表示	一部に小麦・大豆・いくらを含む

栄養成分表示（1包装あたり）

- エネルギー……178kcal
- たんぱく質……4.1g
- 脂質……1.4g
- 炭水化物……37.9g
- 食塩相当量……1.1g（推定値）

詳しくは第2章（77ページ）へ

いくら醤油漬け

ファミリーマート

亜硝酸Na不使用の
いくらを使ったおにぎり
ヒゲタしょうゆ使用

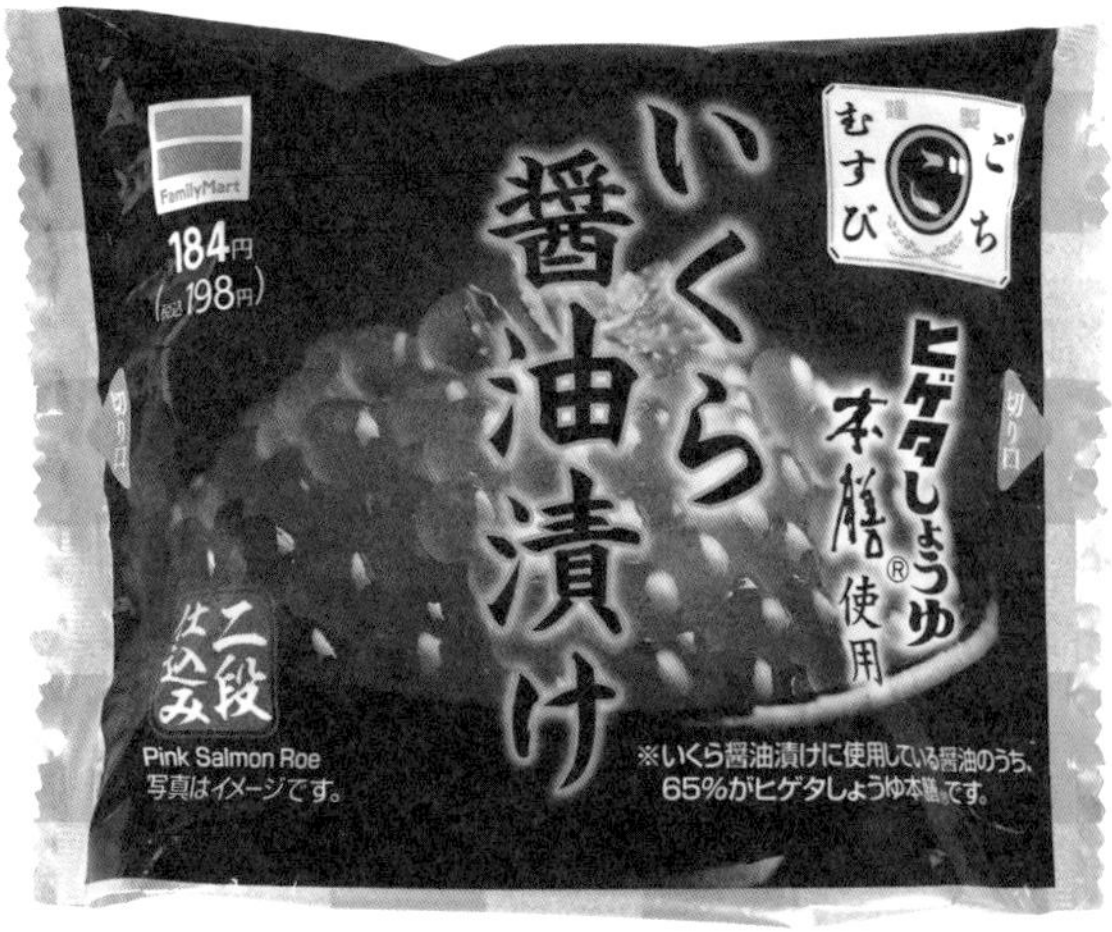

名称	おむすび　いくら醤油漬けおむすび
原材料名	ご飯、ますいくら醤油漬、海苔、食塩/調味料(アミノ酸等)、グリシン、酢酸Na、増粘多糖類、酵素
アレルギー表示	一部に小麦・卵・いくら・大豆を含む

栄養成分表示
（1包装あたり〈推定値〉）

- エネルギー……200kcal
- たんぱく質……4.8g
- 脂質……2.0g
- 炭水化物……41.0g
- 食塩相当量……1.2g

詳しくは第2章（77ページ）へ

おにぎり屋 いくら醤油漬

ローソン

亜硝酸Na不使用の
いくらを具材に使っている
添加物は３種類と少ない

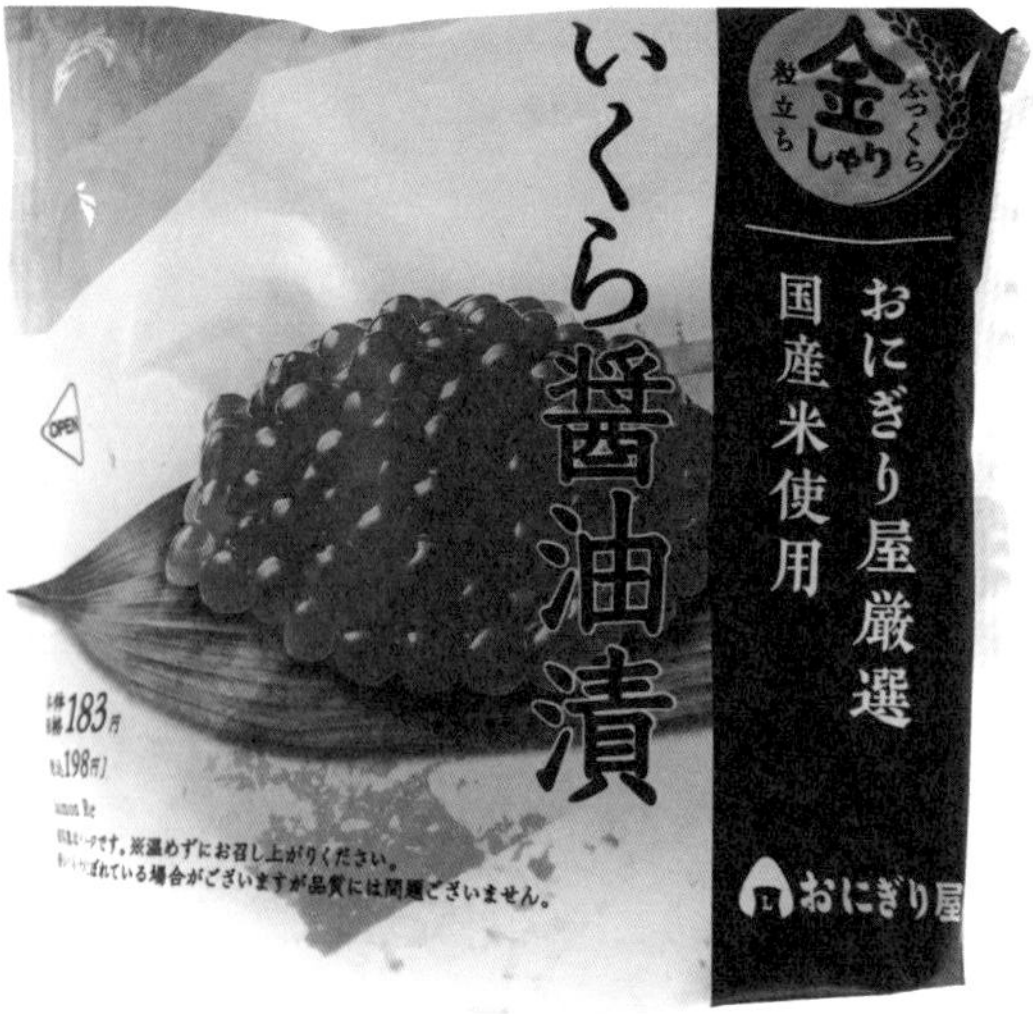

名称	おにぎり　金しゃり　いくら醤油漬
原材料名	ご飯、いくら醤油漬、海苔、塩／調味料（調味料等）、pH調整剤、増粘多糖類
アレルギー表示	一部に小麦・いくら・大豆を含む

栄養成分表示（1包装あたり）

- エネルギー……204kcal
- たんぱく質……4.8g
- 脂質……1.8g
- 炭水化物……42.5g
- 食塩相当量……1.28g（推定値）

詳しくは第２章（77ページ）へ

熟成いくら醤油漬け

ニューデイズ

亜硝酸Na不使用のいくらを使っておにぎりに仕立てている

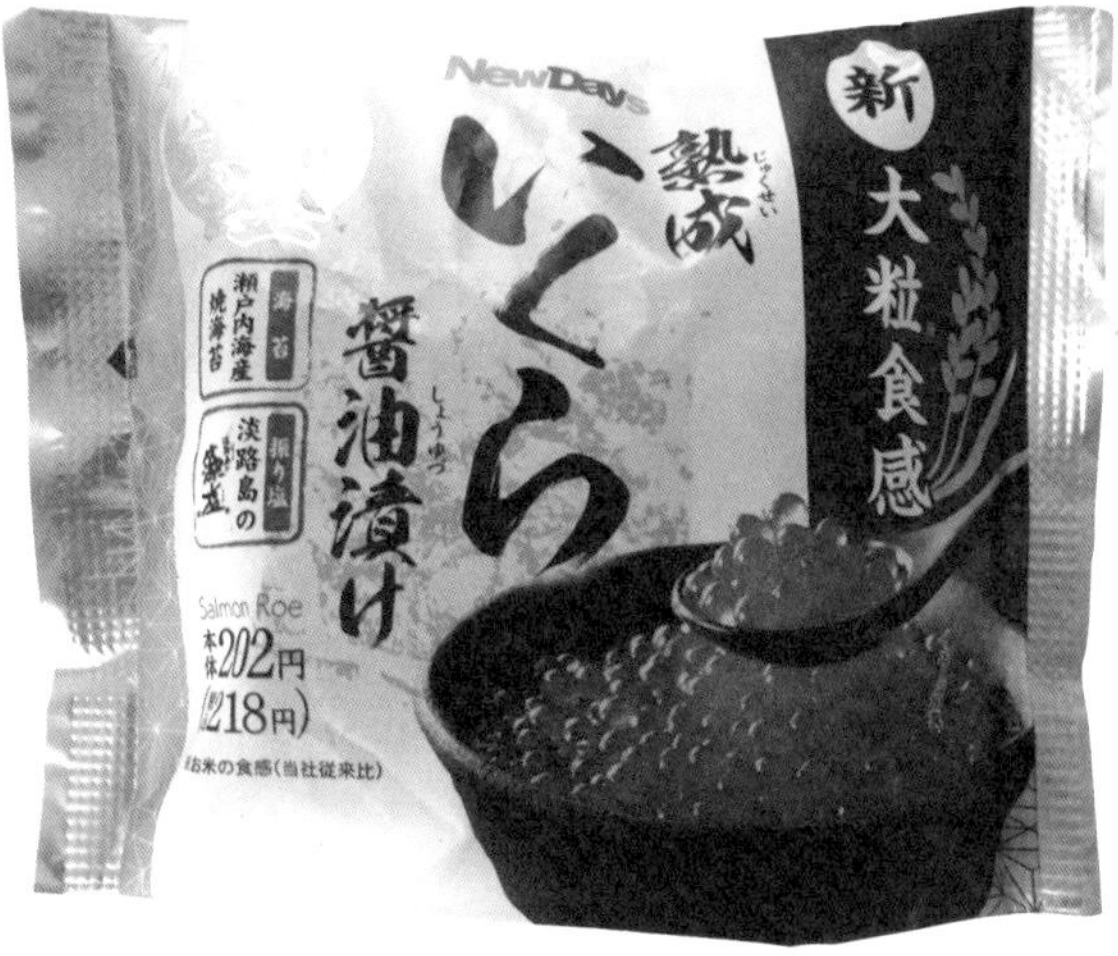

名称	おにぎり
原材料名	ご飯、マスいくら醤油漬、食塩、海苔、植物油/pH調整剤、グリシン、トレハロース、調味料（アミノ酸等）、酢酸Ca、V.B1
アレルギー表示	一部にいくら・大豆・小麦を含む

栄養成分表示（1包装あたり）

- エネルギー……188kcal
- たんぱく質……5.3g
- 脂質……2.2g
- 炭水化物……36.8g
- 食塩相当量……1.1g

☞ 詳しくは第2章（77ページ）へ

スパゲティ❶

大盛 つぶつぶ！明太子スパゲティ

ファミリーマート

亜硝酸Na不使用の明太子を使った珍しいパスタ製品

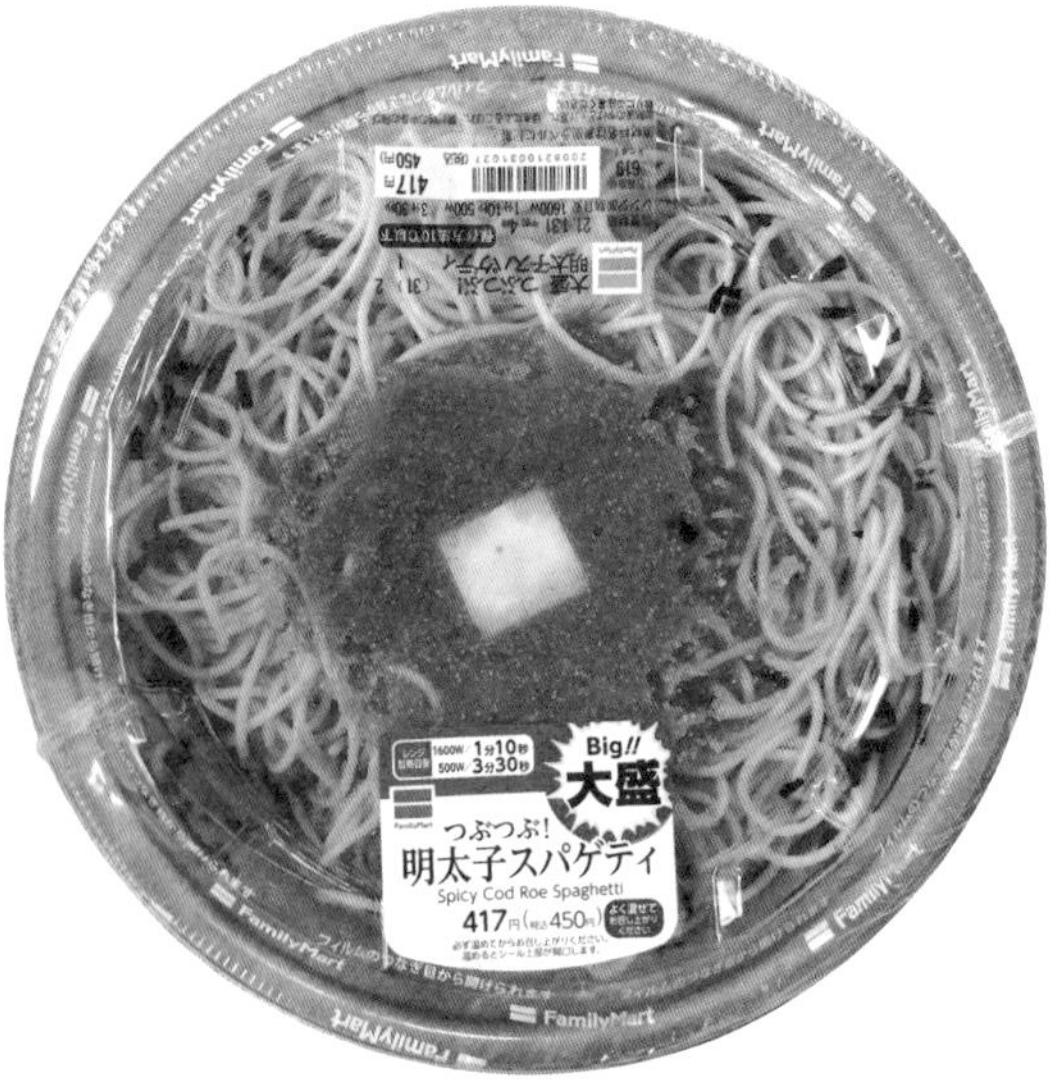

名称	調理麺
原材料名	辛口スパゲティ、ソース（ソースゼラチン、からし明太子、マヨネーズ）、からし明太子、バター、海苔／pH調整剤、調味料（アミノ酸等）、増粘剤（加工デンプン、増粘多糖類）、乳化剤、着色料（紅麹）、酒精、酸化防止剤（V.C）、酸味料、香料、グリシン、香辛料抽出物、酵素、V.B1
アレルギー表示	一部にえび・小麦・卵・乳成分・いか・さけ・大豆・鶏肉・豚肉・ゼラチンを含む

栄養成分表示
（1包装あたり〈推定値〉）

- エネルギー……619kcal
- たんぱく質……23.4g
- 脂質……15.6g
- 炭水化物……99.6g
- 食塩相当量……4.1g

詳しくは第2章（77ページ）へ

スパゲティ❷

たらこといかのスパゲティ

……ファミリーマート

パスタ製品には珍しく亜硝酸Na不使用のたらこを具材に使っている

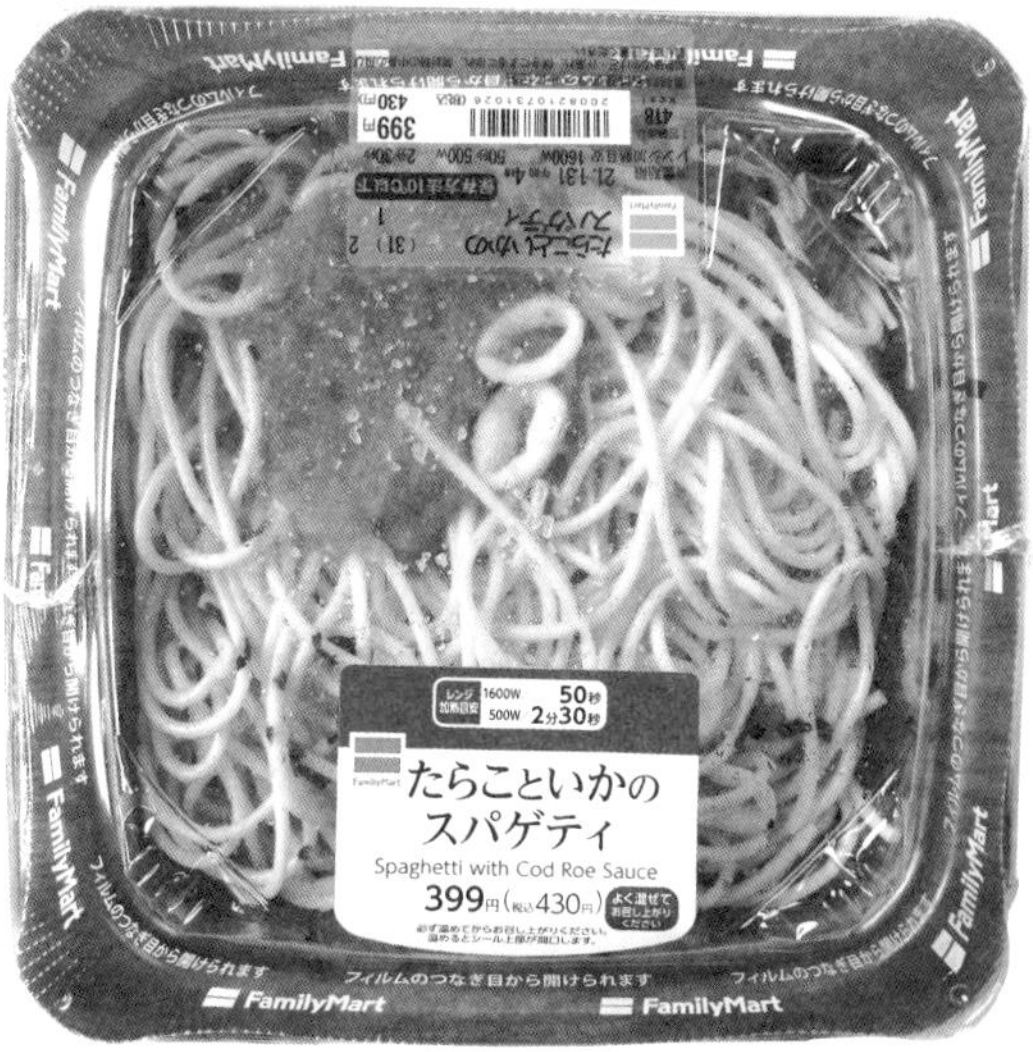

名称	調理麺
原材料名	スパゲティ醤油和え、魚卵加工品、ソースゼラチン（植物油、バター、粉末だし、ゼラチン）、水菜、いか、海苔／調味料（アミノ酸等）、pH調整剤、増粘剤（加工デンプン、増粘多糖類）、酸化防止剤（V.C）、乳化剤、着色料（紅麹、カロチノイド、野菜色素）、酒精
アレルギー表示	一部に小麦・卵・乳成分・いか・大豆・ゼラチンを含む

栄養成分表示
（1包装あたり〈推定値〉）

- エネルギー……418kcal
- たんぱく質……19.0g
- 脂質……8.4g
- 炭水化物……68.7g
- 食塩相当量……3.6g

☞ 詳しくは第2章（77ページ）へ

Column_1

食品添加物の知識を身につけて、自分の健康は、自分で守る

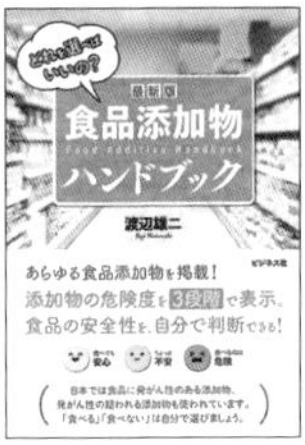

『最新版 食品添加物ハンドブック』
（ビジネス社）

私が食品添加物（添加物）の研究を始めて、もう40年以上になります。当時はスーパーやコンビニチェーンが増え始めた頃で、食品の流通網が広がっていました。それとともに添加物の使用も増えていったのです。この間に世の中はどんどん便利になりました。24時間営業のコンビニが増えて、私たちはいつでも好きな食品を買うことができます。しかし、スーパーやコンビニに並ぶ食品には、実に多数の添加物が加えられているものも珍しくありません。

添加物の中には安全性が確認されているものもありますが、新しく化学合成されたものの中には、使用された歴史が浅いために、安全性が疑わしいものも少なからず含まれています。

私たちの身の周りには危険な添加物があふれているわけですから、消費者が添加物の知識を身につけて、安心・安全な食べ物を選択できるようになることが必要なのです。そのことを多くの人に知ってもらうために、私は様々な本を書いてきました。

『最新版 食品添加物ハンドブック』（ビジネス社）は、現在、一般的に使われている添加物823品目を網羅し、用途などを解説するとともに、すべての危険度を3段階で評価しています。買ってきた食品のラベルを見て本書で調べれば、その食品の危険度がわかります。自分や家族を守るために、ぜひ添加物の知識を身につけてください。

第1章

大腸がんがイヤなら、ハムサンド、ホットドッグは食べるな

ハムやウインナーには危険な添加物が使われている

「コンビニのサンドイッチをよく食べている」という人は、とても多いでしょう。コンビニでは、たまごサンド、ハムサンド、ツナサンド、野菜サンド、ミックスサンドなど様々なサンドイッチが売られていますが、ハムサンドとミックスサンドは食べるのをやめたほうがよいでしょう。なぜなら、毎日食べていると、大腸がんになるリスクが高まるからです。

また、コンビニではホットドッグなどウインナーソーセージを挟んだパン、あるいはベーコンを挟んだパンも売られていますが、これらもやめたほうがよいでしょう。同様に大腸がんになるリスクが高まるからです。

さらにサンドイッチは、スーパーでも様々な種類が売られていますが、ハムサンドやミックスサンド、あるいはホットドッグなどは、同様に大腸がんになるリスクが高まるので、やめたほうがよいでしょう。

では、なぜこれらを食べると大腸がんになるリスクが高まるかというと、パンに挟まれているハムやウインナーソーセージ、ベーコンに原因があります。これらには、発色剤の亜硝酸《あしょうさん》Na（ナトリウム）という添加物が使われており、それが変化して、強い発がん性物質になってしまうからです。

コンビニやスーパーなどで売られている、日本ハム、伊藤ハム、丸大食品、プリマハムなどのハムメーカーの製品の原材料名を一度よく見てください。そこには、「発色剤（亜硝酸Na）」の文字があるはずです。

たとえば、伊藤ハムの［朝のフレッシュロースハム］の原材料は、「豚ロース肉、糖類（水あめ、砂糖）、卵たん白、植物性たん白、食塩、乳たん白、ポークエキス調味料／調味料（有機酸等）、リン酸塩（Na）、増粘多糖類、カゼインNa、酸化防止剤（ビタミンC）、発色剤（亜硝酸Na）、コチニール色素、香辛料抽出物」です。

「／」以降がすべて添加物ですが、発色剤の亜硝酸Naが使われていることがわかります。その他のハムメーカーのハムも同様で、亜硝酸Naが使われています。さらに、ウインナーソーセージやベーコンにも亜硝酸Naが使われています。

なぜ、この添加物を使うかというと、ハムやウインナー、ベーコンなどが黒ずんで、見た目が悪くなるのを防ぐためです。

添加物が発がん性物質に変わるという恐怖

ハムやウインナーソーセージ、ベーコンの主原料は豚肉ですが、豚肉には筋肉色素のミオグロビンや血色素のヘモグロビンという赤い色素が含まれています。これらは、酸化すると、黒ずんだ色になってしまいます。

そこで、「魔法」の力を持つ添加物が使われます。これこそが、亜硝酸Naなのです。亜硝酸Naは反応性が高いため、ミオグロビンやヘモグロビンと結びついて、ニトロソミオグロビン、ニトロソヘモグロビンという物質に変化します。これらは鮮やかなピンク色をしていて、その色は時間が経っても変わりません。そのため、きれいな色のハムやウインナー、ベーコンであり続けるのです。

しかし、「諸刃《もろは》の剣《つるぎ》」という諺《ことわざ》がありますが、亜硝酸Naもそんな添加物なのです。

ハムやベーコンなどをきれいな色に保つのはいいのですが、反応性が高いため、ミオグロビンやヘモグロビン以外の物質とも反応し、危険なものを作り出してしまうのです。

豚肉には、アミンという物質がたくさん含まれています。アミンは窒素を含む物質で、植物や動物の体内に含まれ、とくに食肉、魚卵、魚肉に多く含まれています。ちなみに、アドレナリンやノルアドレナリンなどのホルモン、アレルギー物質として知られるヒスタミンなどはアミンの一種です。

このアミンと、亜硝酸Naが反応してしまうのです。その結果、ニトロソアミン類というものができてしまうのですが、**実はこのニトロソアミン類には、強い発がん性があるのです**。

ニトロソアミン類は10種類以上知られていて、いずれも動物実験で発がん性が認められています。とくに代表的なN－ニトロソジメチルアミンの発がん性はひじょうに強く、わずか０・０００１～０・０００５％をえさや飲料水に混ぜてラットに与えた実験では、肝臓や腎臓にがんの発生が認められているのです。

「ハムやソーセージ、ベーコンを食べると大腸がんになる」という衝撃発表

ニトロソアミン類は、酸性状態でできやすいことがわかっています。胃の中というのは、塩酸からなる胃酸で満ちていて、強い酸性状態にあります。そこに、亜硝酸Naとアミンが入ってくれば、ニトロソアミン類が発生することになります。**つまり、ハムやウインナー、ベーコンを食べると、それらに含まれる亜硝酸Naとアミンが胃の中で反応して、強い発がん性のあるニトロソアミン類ができてしまうのです。**

ちなみに、亜硝酸塩（亜硝酸Naは、亜硝酸塩の一種）とアミンなどを動物に同時に投与した実験では、胃の中でニトロソアミン類ができて、がんが発生することが証明されています（谷村顕雄著『食品添加物の実際知識第3版』東洋経済新報社刊）。

また、ハムやウインナー、ベーコン自体にニトロソアミン類ができている可能性も

あります。これまでの検査では、食肉製品からしばしばニトロソアミン類が検出されているといいます（泉邦彦著『発がん物質事典』合同出版刊）。

さらに、豚肉に含まれるタンパク質は胃や腸でアミノ酸に分解されますが、その一部は腸内細菌によってアミンに変化し、それが亜硝酸Naと反応してニトロソアミン類ができることもあります。

加えて、肉に含まれるアミノ酸が悪玉菌によって、がん促進物質であるフェノールやインドールという物質に変化し、それらががんの発生を助長していると考えられます。

こうしたことが毎日腸の中で起こっていると、大腸の粘膜細胞の遺伝子がニトロソアミン類によって変異を起こし、がん細胞となり、それが増殖してがんになると考えられます。実は、これを裏付ける世界的な研究成果があるのです。

それは、世界保健機関（ＷＨＯ）の外部組織である国際がん研究機関（ＩＡＲＣ）が、２０１５年10月に発表した「ハムやソーセージ、ベーコンなどの加工肉を食べると、大腸がんになりやすくなる」というショッキングな研究結果です。

サンドイッチやホットドッグには亜硝酸Na入りの加工肉が使われている

ＩＡＲＣでは、世界の研究論文約８００本を分析しました。そして、「ハムやソーセージ、ベーコンなどの加工肉を１日に50ｇ食べると大腸がんになるリスクが18％高まる」という結論に達したのです。これは、ＷＨＯのプレスリリース「IARC Monographs evaluate consumption of red meat and processed meat」で公表されたものです。

ですから、これらの加工肉を１日に３００ｇ食べたとすると、単純計算で18％×６（倍）＝１０８％ということになってしまいます。つまり、確実に大腸がんになってしまうということなのです。この研究結果を発表したＩＡＲＣでは、加工肉について、グループ１（ヒトに対して発がん性がある）の発がん性物質に分類しています。

大腸は、主に上行《じょうこう》結腸、横行《おうこう》結腸、下行《かこう》結腸、Ｓ状結腸、直腸に分けることができますが、がんが多く発生するのは、Ｓ状結腸と直腸です。これらの場所は、消化されて通過してきた食べ物＝便が溜まるところです。

つまり、便にニトロソアミン類などの発がん性物質が含まれていた場合、それがＳ

状結腸や直腸などに留まり、粘膜細胞に作用して遺伝子を変異させ、それが繰り返されることによって細胞ががん化し、がん細胞が増えていって、ついにはその塊＝がんになると考えられるのです。

なお、下行結腸や横行結腸でもがんは少ないながら発生はします。Ｓ状結腸や直腸に比べると、便が留まる時間は短いですが、それでも便に含まれる発がん性物質は、それらの粘膜にも作用します。その結果、がんが発生すると考えられます。

ところで、コンビニやスーパーで売られているハムサンドやミックスサンド、ホットドッグなどに使われているハム、ウインナー、ベーコンはどうかというと、同様に亜硝酸Naが使われています。

一度それらの原材料名をよく見てください。そこには、「発色剤（亜硝酸Na）」の文字が必ずあるはずです。

また、パスタ類にもハムやウインナー、ベーコンが使われていますが、同様です。したがって、それらを食べ続けていると、大腸がんになるリスクが高まってしまうのです。

亜硝酸Naの毒性は青酸カリに匹敵する!?

亜硝酸Naが添加物として認可(指定)されたのは、1957年7月のことですが、当時の厚生省では、その使用を本当は認めたくなかったようです。なぜなら、毒性がひじょうに強かったからです。

亜硝酸Naは過去に中毒事例を起こしていて、それをもとに計算されたヒト致死量は0・18〜2・5gです。値に幅がありますが、最小の「0・18g」は、猛毒として知られる青酸カリ（シアン化カリウム）の致死量0・15gとそれほど変わらないのです。

したがって、食品に添加した場合、一定量を超えると、食中毒を起こしかねないのです。ところが、アメリカで亜硝酸Naが使われているなどの事情から、日本でも添加物として使用が認められることになったのです。

現在、厚生労働省では、添加できる量を厳しく制限しているので、市販のハムやベーコン、ウインナーソーセージを食べたからといって、すぐに具合が悪くなるということはないようです。それでも、これほど毒性の強い化学物質を食品に混ぜていいものなのか、大変疑問です。

ちなみに、大手ハムメーカーから発売されている、透明な包装に入った亜硝酸Na添加のハムを、夏場にそのまま常温で数か月間放置しておいても、腐ることがありません。それだけ亜硝酸Naの殺菌力は強いということですが、裏を返すと、それだけ毒性が強いということでもあるのです。

さらに、これまでに述べてきたように、亜硝酸Naは肉類に多く含まれるアミンと反応して、発がん性のあるニトロソアミン類に変化するという大問題があるのです。

市販のハムやウインナーソーセージ、ベーコンの原材料名にはたいてい「酸化防止剤（ビタミンC）」の文字があります。これは、酸化防止剤としてビタミンCを使っているという意味なのですが、その本当の狙いはニトロソアミン類の発生を防ぐことなのです。

ビタミンCには抗酸化作用があって、亜硝酸Naとアミンが反応してニトロソアミン類が発生するのを防ぐ効果があることがわかっています。そのためにビタミンCを添加しているのです。しかし、ニトロソアミン類の発生を完全に防ぐことができないので、どうしてもそれができてしまうのです。

スパムはハムやウインナーよりも発がんの危険性が高い!?

ハムやウインナーソーセージ、ベーコン以外でも、亜硝酸Naが添加されている加工肉があります。それは、スパム（ポークランチョンミート）です。スパムは、野菜炒めに入れたり、韓国の鍋料理などにも使われています。スパムの原材料は豚肉ですが、ハムやウインナーとは違って缶詰であり、完全に密閉されているため、酸化することが少なく、腐敗することもありません。ですから黒ずむ心配はほとんどないので、亜硝酸Naを使う必要はないように思われます。しかし、実際には亜硝酸Naが添加されているのです。さらに問題なのは、酸化防止剤のビタミンCが添加されていない点です。

前述のようにビタミンCには抗酸化力があり、亜硝酸Naとアミンが反応して、ニトロソアミン類が発生するのを防ぐ効果があります。そのため、市販のハム、ウインナーソーセージ、ベーコンにはたいていビタミンCが添加されているのです。

ところが、スパムにはそれが添加されていないのです。したがって、ハムやウインナーソーセージなどよりも、ニトロソアミン類ができやすいと考えられます。そのため、大腸がんになるリスクは、より高まると考えられるのです。

さらに、コンビーフも缶詰が一般的ですが、通常亜硝酸Naが添加されています。ただし、こちらにはビタミンCが添加されています。ですから、スパムに比べると、ニトロソアミン類はできにくいと考えられます。このほか、加工肉の一種であるサラミやビーフジャーキー。これらは、ビールなどのお酒のおつまみとして人気があって、コンビニなどでも売られていますが、やはり亜硝酸Naが添加されています。

また最近では、コンビニで売られている真空パック入りのチキン製品の人気が高まっていて様々な種類がありますが、スモークチキンなどには亜硝酸Naが添加されている製品があるので注意してください。さらにカモの燻製にも、亜硝酸Naが添加されている製品があります。

いずれにせよ、豚肉、牛肉、鶏肉、カモ肉などを原料とした加工肉製品で、原材料名に「発色剤（亜硝酸Na）」と表示された製品は、避けたほうがよいでしょう。

セブンプレミアムの［無塩せき］シリーズがオススメ

「ハムやウインナーなどで、安心して食べられる製品はないの？」という人もいるでしょう。ご安心ください。実はあるのです。市販のハムやウインナーなどでも、発色剤の亜硝酸Naを使っていない製品があり、スーパーなどで販売されています。

まずオススメしたいのは、セブン＆アイ・ホールディングスの［セブンプレミアム無塩せき］シリーズです。これは、信州ハム（長野県上田市）と共同で開発されたハム、ウインナーソーセージ、ベーコンで、いずれも亜硝酸Naは使われていません。

その一つの［セブンプレミアム 無塩せきスライスハム ロース］の原材料は、「豚ロース肉、乳たん白、糖類（粉末水あめ、砂糖）、食塩、たん白加水分解物、酵母エキス、植物油脂／卵殻カルシウム、香辛料抽出物」です。

亜硝酸Naは使われていないことがわかります。「／」以降が添加物ですが、卵殻カルシウムと香辛料抽出物のみです。

卵殻カルシウムは、卵殻末焼成カルシウムと卵殻焼成カルシウムがあります。前者は、卵殻を殺菌して乾燥させ、粉末にして得られたもので、主成分は炭酸カルシウムであり、毒性はありません。後者は、卵殻を焼成して得られたもので、主成分は酸化カルシウムです。酸化カルシウムは生石灰ともいい、皮膚や粘膜に付着すると炎症を起こすことがありますが、添加物として微量が使われている分には問題ありません。

また、香辛料抽出物は、コショウやサンショウなど香辛料として使われているものから抽出されたもので、安全性に問題はありません。

なお、原材料の中の「たん白加水分解物」ですが、これは文字どおり肉類や大豆などに含まれるタンパク質を分解したもので、味付けの目的で様々な食品に使われています。ふだん食されているタンパク質を分解したものということから、添加物ではなく、食品に分類されています。

タンパク質は、アミノ酸がたくさん結合した状態のものです。ですから、それを分解すると、アミノ酸やそれがいくつも結合したもの（ペプチド）になります。これらはうま味があるので、調味料として使われているのです。

たん白加水分解物は、酵素を使って分解する方法と塩酸を使って分解する方法とがあり、塩酸の場合、副産物として塩素化合物ができ、それが問題だという指摘がありますす。ただし、人間の胃の中も塩酸である胃液で満ちており、そこに大量のタンパク質が毎日入ってきます。当然、同様に塩素化合物ができているはずですが、それが問題ということはありません。

したがって、仮にたん白加水分解物中に塩素化合物が微量できていたとしても、実際にはそれほど問題にはならないと考えられます。

このほか、「セブンプレミアム 無塩せきポークウインナー」「セブンプレミアム 無塩せきベーコン」も、亜硝酸Naは使われておらず、添加物は、貝カルシウムまたは卵殻カルシウム、それから香辛料抽出物のみです。

貝カルシウムは、貝殻から得られたもので、貝殻未焼成カルシウムと貝殻焼成カルシウムがあります。前者は、貝殻を殺菌・乾燥させて、粉末にしたもので、主成分は炭酸カルシウム。後者は、貝殻を焼成して作られたもので、主成分は酸化カルシウムです。卵殻カルシウムと同様で、添加物として微量使われている分には安全性に問題はありません。

信州ハムの「グリーンマーク」とイオンの「トップバリュ・グリーンアイ」も○K

実は「セブンプレミアム 無塩せき」シリーズの製品は、信州ハムのオリジナルブランドである「グリーンマーク」シリーズのハム、ウインナーソーセージ、ベーコンを「セブンプレミアム」仕様にしたもので、原材料はほぼ同じです。

たとえば、同社の「グリーンマーク無塩せきハム ロース」の原材料は、「豚ロース肉、乳たん白、糖類（粉末水あめ、砂糖）、食塩、たん白加水分解物、酵母エキス、植物油脂／卵殻カルシウム、香辛料抽出物」であり、前の「セブンプレミアム無塩せきスライスハムロース」と同じです。もちろん亜硝酸Naは使われていません。

同様に信州ハムからは、「グリーンマーク無塩せきミニウインナー 皮なし」「グリーンマーク無塩せきベーコン ハーフカット」などが出ていますが、いずれも亜硝酸Naは使われていません。

また、イオンの「トップバリュ・グリーンアイ」シリーズのハム、ウインナーソーセージ、ベーコンも、亜硝酸Naは使われていません。その一つの「トップバリュ・グリーンアイロースライス」の原材料は、「豚ロース肉（アメリカ）、乳たん白、糖類（水あめ、砂糖）、食塩、たん白加水分解物、酵母エキス、植物油脂／卵殻カルシウム、香辛料抽出物」です。亜硝酸Naは使われておらず、添加物は、卵殻カルシウムと香辛料抽出物のみです。

さらに、「トップバリュ・グリーンアイ ポークあらびきウインナー」「トップバリュ・グリーンアイ ポークほそびきウインナー」「トップバリュ・グリーンアイ ベーコンスライス」なども亜硝酸Naは使われていません。

なお、これらの「トップバリュ・グリーンアイ」の製品は、抗生物質を使わないで育てられた豚の肉を使用しているといいます。ちなみに、製造している会社はすべて信州ハムです。

このほかにも、亜硝酸Naを使っていない製品が市販されています。それは、ＪＡ高崎ハム（群馬県高崎市）の「無塩せきロースハム」「無塩せきあらびきウインナー」「無塩せきベーコン」です。これらも、亜硝酸Naは使われていません。しかも、添加物は一切使われていません。

大手メーカーの製品にも亜硝酸Na不使用のものがある

このほか、大手ハムメーカーの製品でも、亜硝酸Naが使われていない製品がありま す。それは、日本ハムの［アンティエ無塩せきウインナー］シリーズです。たとえば、［アンティエ無塩せきウインナー レモン＆パセリ］の原材料は、「豚肉、豚脂肪、食塩、香辛料、豚コラーゲン、糖類（砂糖、水あめ）、レモン果汁／調味料（有機酸等）、リン酸塩（Na）、酸化防止剤（ビタミンC）、ビタミンB_1、香辛料抽出物」です。

ここで、調味料（有機酸等）は、コハク酸やクエン酸Ca（カルシウム）などの酸をメインとしたもので、毒性の強いものは見当たりません。リン酸塩（Na）は、肉類の組織の結着力や伸展性を高める目的で使われるもので、とりすぎるとカルシウムの吸収が悪くなって、骨が弱くなる可能性があるので、食べすぎには注意が必要です。

なお、このシリーズには、［アンティエ無塩せきウインナー ブラックペッパー］［アンティエ無塩せきウインナー オリーブ＆バジル］がありますが、いずれも亜硝酸Naは使われていません。

以上、亜硝酸Naを使っていないハム、ウインナー、ベーコンを紹介してきましたが、コンビニやスーパーなどで売られているサンドイッチやホットドッグなどには、通常のハムやウインナー、ベーコンが使われています。そのため、亜硝酸Naが添加されていないハムやウインナー、ベーコンを使っているという製品は見当たりませんでした。

試しにみなさんも一度、それらの原材料名をよく見てください。必ず「発色剤（亜硝酸Na）」の文字があるはずです。ですから、**もしコンビニやスーパーでサンドイッチを買うのであれば、たまごサンドやカツサンドなど、ハムを使っていないもので、なるべく添加物の少ない製品を選ぶのがよいでしょう。**

プレーンヨーグルトで悪玉菌を減らして腸内をきれいに

がんを引き起こす添加物を避けることで、大腸がんの発生を抑えられると考えられますが、さらに大腸がんを積極的に予防する方法があります。それは、腸内の悪玉菌を減らし、逆に善玉菌を増やして、腸内環境を良好に保つようにすることです。

大腸がんの原因となるニトロソアミン類、さらにがんを促進するフェノールやインドールなどは、腸内に棲む悪玉菌によってその量が増えてしまいます。したがって、逆に善玉菌を増やすことで、悪玉菌を減らすことができれば、それらの有害物質を減らし、がんの発生を防ぐことができると考えられます。

大腸には、大腸菌や乳酸菌、ビフィズス菌、ウェルシュ菌など多くの細菌が棲みついています。その種類はおよそ１００種類、その数はなんと１００兆個以上にのぼるといわれています。人間の細胞は全部で約60兆個(最近の説では37兆個)ですから、それよりもはるかに多い細菌が大腸に棲みついているのです。

これらの細菌は、大腸といわば共生関係にあります。すなわち、細菌は棲み家を貸してもらう代わりに、食べ物の消化を助けたり、栄養素を作って提供したりしているのです。しかし、栄養が偏ったり、お酒を飲みすぎたりすると、腸内細菌のバランスが崩れて、有害物質を作るような細菌、いわゆる悪玉菌が増えてしまいます。

すると、腸内環境が悪化して、悪玉菌優勢となって、下痢や便秘などの症状が起こります。そして、さらにがんを引き起こす物質も増えてしまうのです。

腸内環境が悪化した状態を戻そうというのが、乳酸菌を主成分とした整腸薬です。善玉菌である乳酸菌を大量に大腸へ送り込んで、悪玉菌の勢力を抑え込んで腸内環境を整えることで、下痢や便秘を改善しようというものです。

ところで、乳酸菌を摂取して腸内環境を改善するということであれば、わざわざ整腸薬を飲まなくても、もっとよい方法があります。**それは、プレーンヨーグルトを食べることです。ヨーグルトは、牛乳を乳酸菌で発酵させたものであり、それを食べれば、腸に乳酸菌を大量に送り込むことができるのです。**

オススメのプレーンヨーグルト製品

プレーンヨーグルトとして知られている製品に「明治ブルガリアヨーグルトLB81プレーン」（明治）があります。使われているLB81乳酸菌は、善玉菌の代表格といえるもので、腸内の悪玉菌が増えるのを抑えて、腸内環境を整える働きがあります。女子大生106人に「明治ブルガリアヨーグルトLB81」を食べてもらったところ、便通がよくなり、便秘が改善されたといいます。そのため、「お腹の調子を整える」トクホ（特定保健用食品）として、消費者庁から許可されています。

また、「森永ビヒダスプレーンヨーグルト ビフィズス菌BB536」（森永乳業）も、よく知られた製品です。

乳児の腸にいるビフィズス菌が入ったヨーグルトで、これも、お腹の調子を整えるトクホです。人での臨床試験で、排便回数や便性状の改善が認められています。

さらに、「小岩井生乳100％ヨーグルト」（小岩井乳業）も、トクホの許可を受けていて、「生きたビフィズス菌（ビフィドバクテリウム・ラクティスBB-12）の働きにより腸内の環境を改善し、おなかの調子を良好に保ちます」という許可表示があります。

この製品は、生乳１００％であるため、舌触りがなめらかで、酸味の少ない、食べやすいヨーグルトに仕上がっています。そのため、プレーンですが、砂糖をかけなくても、そのまま十分食べられます。

これらのプレーンヨーグルトを食べ続けて、善玉菌が増えて悪玉菌が減れば、腸内環境は良好となり、ニトロソアミン類やフェノール、インドールなどの発生は減って、大腸がんになるリスクは低減すると考えられます。

食物繊維で大腸がんの発生リスクを減らす

大腸がんを積極的に予防するもう一つの方法があります。**それは、食物繊維を十分に摂取することです。**なぜなら、食物繊維がニトロソアミン類などの有害物質を吸収し、それらを排泄して、粘膜細胞のがん化を防いでくれるからです。

食物繊維とは、植物に含まれているペクチンやセルロース、ヘミセルロース、リグニン、海藻多糖類など、炭水化物のうちで胃や腸で消化されずに、そのまま排泄されるもののことです。ちなみに、消化されて吸収される炭水化物を、「糖質」といいます。

食物繊維は、小麦のふすまなど穀類の外皮や胚芽、野菜、果物、豆類、いも類、海藻などに多く含まれています。以前は不要なものとされ、栄養素には数えられていませんでしたが、実際には体内のコレステロールを減らして動脈硬化を防いだり、また腸内の「掃除役」として働いて大腸がんを防ぐなどの働きがあることがわかりました。そのため、第6の栄養素ともいわれています。

食物繊維は、様々な有害化学物質を吸収して排泄する働きがあります。こんな実験結果があります。ラットに対して、食物繊維を10％含む飼料を与えた実験では、猛毒として知られるダイオキシンの糞に含まれる量が、通常の飼料に比べて明らかに増えていたのです。そして、肝臓に蓄積されているダイオキシンの量も明らかに減っていました。

つまり、食物繊維は有害化学物質を吸収して排泄し、大腸をきれいにする働きがあるという点で、まさしく大腸の「掃除役」なのです。

したがって、大腸内にニトロソアミン類やフェノール、インドールなどの有害物質ができても、食物繊維を多く摂取することによって、それらを排泄して細胞ががん化することを防ぐことができると考えられるのです。

大腸は、口から入ってきた食べ物に含まれる化学物質が、最終的に溜まる器官です。食べ物には添加物のほかに残留農薬、抗生物質、合成抗菌剤なども含まれていることがあります。
大腸の粘膜細胞はこれらの有害化学物質に常にさらされており、粘膜細胞の遺伝子が変異する原因になっていると考えられます。そして、その日々の積み重ねによって正常細胞が異常な腫瘍細胞へと変化し、さらにがん細胞へと変化し、がんができると考えられます。

ですから、それらの有害化学物質の悪影響を受けないようにするためには、食物繊維を多く摂取するようにして、それらを素早く吸収し、排泄してしまうことが有効と考えられるのです。

また、食物繊維は便秘を防ぐ働きもありますが、このことは、結果的に大腸がんを防ぐことになります。便秘をすると、大腸に便が長時間溜まることになり、それだけ発がん性物質の影響を受けやすくなるからです。

前述のように、プレーンヨーグルトを食べることでも便秘を防ぐことができます。さらに食物繊維を積極的に摂取して便秘を防ぐことによって、いっそう大腸がんを予防することができると考えられます。食物繊維を多く含む食べ物を次ページに示しましたので、参考にしてください。

◎食物繊維の多い食べ物（100g中に含まれるグラム数）

穀類	玄米	3.0g
	トウモロコシ	9.0g
	食パン	2.3g
	コッペパン	2.0g
	うどん（乾）	2.4g
	そうめん（乾）	2.5g
	中華麺（生）	2.1g
	スパゲッティ（乾）	2.7g
	薄力粉	2.5g
	強力粉	2.7g
芋類	じゃがいも	1.3g
	さつまいも	2.8g
	さといも	2.3g
野菜類	ホウレンソウ	2.8g
	カボチャ	3.5g
	ネギ	2.5g
	キャベツ	1.8g
	ハクサイ	1.3g
	ニンジン	2.8g
	セロリ	1.5g
	ブロッコリー	4.4g
	ナス	2.2g
	オクラ	5.0g

きのこ類	しいたけ	4.2g
	干ししいたけ	41g
	しめじ	1.9g
	エリンギ	3.4g
	エノキ	3.9g
	マッシュルーム	2.0g
	まいたけ	3.5g
海藻類	わかめ（生）	3.6g
	乾燥わかめ（水戻し）	5.8g
	ひじき（ゆで）	3.7g
果実類	みかん	1.0g
	バナナ	1.1g
	りんご	1.9g
	イチゴ	1.4g
	キウイフルーツ	2.5g
	もも	1.3g
	パイナップル	1.5g

文部科学省『日本食品標準成分表（七訂）』をもとに作成

第2章

胃がんがイヤなら、たらこおにぎり、明太子パスタは食べるな

たらこおにぎり、明太子パスタが胃がんのリスクを高める！

「コンビニのたらこおにぎりをよく食べている」、あるいは「明太子パスタをよく食べている」という人は多いでしょう。**しかし、毎日それを食べるのはやめたほうがよさそうです。なぜなら、胃がんになるリスクが高まるからです。**

同様に、スーパーのたらこや明太子のおにぎり、たらこや明太子のパスタも、やはり胃がんのリスクを高めることになります。というのも、それらのたらこや明太子には、発色剤の亜硝酸Naが使われているケースが多いからです。そのため、それの影響で胃がんの発生率が高まってしまうのです。

たらこも明太子も、スケトウダラの卵巣が原料です。それを加工して、たらこや明太子にしているのですが、その卵には、筋肉色素のミオグロビンなどの赤い色素が含まれています。これは、時間が経つとしだいに酸化していって、色が黒ずんでいきます。

黒ずんだたらこや明太子はどう見てもおいしそうには見えません。当然ながら売れなくなります。そこで、ハムやウインナーと同様に発色剤の亜硝酸Naを添加して、黒ずみを防いでいるのです。

コンビニやスーパーなどには、かねふく、福さ屋、やまや、あるいはその他の会社のたらこや明太子が売られていますが、いずれも赤いきれいな色をしています。これは、発色剤の亜硝酸Naの力によるものなのです。

たとえば、ある食品会社の明太子の原材料は、「すけとうだらの卵（米国又はロシア）、醸造調味料、食塩、果糖ぶどう糖液糖、唐辛子／調味料（アミノ酸等）、酸化防止剤（ビタミンC）、増粘多糖類、酵素、発色剤（亜硝酸Na）、着色料（黄５、赤１０６）」となっています。「／」以降がすべて添加物ですが、「発色剤（亜硝酸Na）」という文字があります。

これはほんの一例ですが、その他の会社の明太子やたらこにも、同様に「発色剤（亜硝酸Na）」という文字が、必ずといっていいほどあるのです。

たらこや明太子が胃がんの発生率を高めるという疫学データ

ハムやウインナーなどと同様に、明太子やたらこに含まれる亜硝酸Naは、発がん性のあるニトロソアミン類に変化してしまいます。

一般に魚卵には、アミンがたくさん含まれています。前述のようにニトロソアミン類は酸性の胃の中でできやすいので、たらこや明太子を食べると、それに含まれるアミンと亜硝酸Naが反応して、ニトロソアミン類が生成されると考えられます。また、すでにたらこや明太子中に、ニトロソアミン類ができていることもあります。

ですから、人間がたらこや明太子を毎日のように食べていると、発生したニトロソアミン類が胃の粘膜細胞に作用して、がんが発生する可能性があるのです。実はそれを明らかにした疫学調査があります。それは、国立がん研究センター「がん予防・検診研究センター（現・社会と健康研究センター）」の津金昌一郎センター長らが実施したものです。

津金昌一郎センター長らは、40～59歳の男性約2万人について、約10年間追跡調査を行ないました。**その結果、食塩摂取量の多い男性ほど胃がんの発生リスクが高いことがわかり、とくにたらこや明太子、いくらなどの塩蔵魚卵を頻繁《ひんぱん》に食べている人ほど発生リスクが高かったのです。**ちなみに、国立がん研究センターといえば、これまで喫煙と肺がんとの関係を明らかにするなど、疫学調査の分野ではとても実績のある研究機関です。

この調査では、塩蔵魚卵を「ほとんど食べない」「週1～2日」「週3～4日」「ほとんど毎日」に分類しました。そして、それぞれのグループの胃がん発生率を調べたのです。その結果、「ほとんど食べない」人の胃がん発生率を1とすると、「週1～2日」が1・58倍、「週3～4日」が2・18倍、そして「ほとんど毎日」は2・44倍にも達していたのです。

つまり、塩蔵魚卵をたくさん食べている人ほど発生率が高くなるという比例関係になっており、塩蔵魚卵が胃がんの発生率を高めていることは、ほぼ間違いないということなのです。

塩分で胃が荒れ、そこにニトロソアミン類が作用

どうしてこんな結果になったのでしょうか？　その理由について、津金センター長は次のように分析しています。

「塩分濃度の高い食品は粘液を溶かしてしまい、胃粘膜が強力な酸である胃液によるダメージをもろに受けます。その結果、胃の炎症が進み、ダメージを受けた胃の細胞は分裂しながら再生します。そこに、食べ物などと一緒に入ってきた発がん物質が作用して、がん化しやすい環境を作るのではないかと推測されています」（津金昌一郎著『がんになる人 ならない人』講談社刊より）。

つまり、食塩を多くとることで胃の粘膜が荒れてしまいます。しかし、粘膜は再生されますから、これでがんが発生するわけではありません。

ところが、再生する際に、すなわち胃粘膜の細胞が分裂する際に、何らかの発がん物質が作用することによって、がんができやすくなるということなのです。では、その「発がん物質」とは何でしょうか？　それこそが、亜硝酸Naが変化してできたニト

ロソアミン類と考えられるのです。

すなわち、たらこや明太子を毎日食べていると、それに多く含まれる食塩によって、胃が荒れてしまいます。すると、胃の粘膜が再生して、修復されます。ところが、胃の中でニトロソアミン類ができて、それが粘膜の細胞の遺伝子に影響して、それを変異させると、細胞が異常なものになってしまいます。それが繰り返されることで、がん細胞ができるのです。

そして、がん細胞がしだいに増殖して、やがてがん細胞の塊、すなわち「がん」になってしまうというわけです。

たらこや明太子のほかにも、いくらや筋子も同様な理由で亜硝酸Naが使われています。**つまり、明太子、たらこ、いくら、筋子などの塩蔵魚卵を毎日食べていると、胃がんになるリスクが高まることになるのです。**

胃がんの発生リスクを高めるタール色素

ところで、胃がんはどんなメカニズムで発生するのでしょうか？　がんは、正常細胞の遺伝子の変異によって発生します。国立がん研究センターの研究者たちが、これまでの研究成果を一冊にまとめた『「がん」はなぜできるのか――そのメカニズムからゲノム医療まで』（２０１８年６月発行、講談社刊）によると、がんは正常細胞の中にある「がん遺伝子」と「がん抑制遺伝子」が変異することによって発生するといいます。

つまり、がん遺伝子が変異して、がん発生のアクセルが入り、さらにがん抑制遺伝子が変異して、がん発生のブレーキが利かなくなり、それらが繰り返されることによって、やがて正常細胞ががん細胞へと変化し、がん細胞が増えて、その塊、すなわち

「がん」ができるというのです。これを「多段階発がん説」といいます。

ここで、がん遺伝子とは、がんを起こす遺伝子という意味ではなく、もともとは細胞の増殖をコントロールする働きを持っているのですが、何らかの理由で変異を起こし、がんを起こすようになる遺伝子のことです。

一方、がん抑制遺伝子は、正常細胞が異常になった時に、それを正常な細胞に戻そうとしたり、異常になった細胞の増殖を抑えたり、異常な細胞を死滅させるなどの働きを持つ遺伝子のことです。つまり、がんを防ぐ働きを持つ遺伝子です。

ところが、何らかの理由でこれらの遺伝子が変異を起こすと、本来の働きが失われてしまい、異常な細胞が増えて、やがてがんが発生するというわけです。ニトロソアミン類は、遺伝子に作用して変異を起こすと考えられます。

さらに、たらこや明太子、筋子などには、もう一つ、胃がんの発生リスクを高める添加物が使われています。それは、タール色素という着色料です。

明太子には赤いトウガラシが使われていますが、それだけでは、あの鮮やかな赤い色を出すことはできません。そこで、タール色素の赤色106号や黄色5号などが使われています。また、たらこにも、赤色102号、赤色3号、黄色5号などが使われています。

これらのタール色素は、時間が経過しても、色が褪《あ》せるということがありません。したがって、いつまでも鮮やかな赤い色、あるいはピンク色を保つことができるのです。しかし、これらのタール色素は、いずれも発がん性の疑いが持たれているのです。

タール色素はすべて発がん疑惑物質

タール色素は、19世紀の中頃に主にドイツで開発されました。コールタールを原料に作られていたため、この名前が付けられました。しかし、その後コールタールに発がん性のあることがわかったため、現在は石油製品から作られています。

実はタール色素は、開発当初から発がん性の疑いが持たれていたのです。タール色素はまず染料として使われたのですが、それを製造する工場の従業員に膀胱《ぼうこう》がんを発症する人が多かったのです。そのため、タール色素ががんを発生させているのではないかと、疑いが持たれたのです。

タール色素は、自然界にまったく存在しない化学合成物質で、現在日本では、赤色

2号、赤色3号、赤色40号、赤色１０２号、赤色１０４号、赤色１０５号、赤色１０６号、黄色4号、黄色5号、青色1号、青色2号、緑色3号の12品目が食品添加物として認可（指定）されています。しかし、いずれもその化学構造や動物実験の結果から、発がん性の疑いが持たれているのです。

ちなみに、タール色素の赤色1号、赤色１０１号、黄色3号、紫1号については、一度添加物として認可されたものの、その後、発がん性が認められたことなどから、現在は使用が禁止されているのです。したがって、使用が認められている12品目の中にも、今後使用が禁止されるものもあると考えられます。

とくに赤色2号については、アメリカでは使用が禁止されているのです。米食品医薬品局（ＦＤＡ）が、赤色2号を０・００３～3％含むえさをラットに１３１週間食べさせた実験で、高濃度投与群では44匹中14匹にがんの発生が認められました。一方、対照群では、がんの発生は44匹中4匹でした。そのため、ＦＤＡは「安全性を確認できない」として、赤色2号の使用を禁止したのです。

しかし、日本では今も使用が認められたままになっています。**そのため、エナジードリンクや業務用かき氷シロップなどに使われています。**

赤色2号の化学構造は、赤色40号、赤色102号、黄色5号と似ているので、これらも発がん性の可能性があります。このほか、赤色106号については、海外では発がん性の疑いがあるとの理由でほとんど使用が認められていません。

以上のことから、たらこや明太子を毎日食べていると、胃がんになるリスクが高まることがわかります。「白いご飯に明太子をのせて食べるのが大好き」、あるいは「毎日たらこを肴にお酒を飲んでいる」という人もいると思いますが、それらはできるだけやめたほうがよいでしょう。

ちなみに、私は市販のたらこや明太子は一切食べません。居酒屋で、時々明太子のお通しが出される時がありますが、食べずに残します。少しもったいない気分になりますが、仕方がありません。

いくらや筋子のおにぎりに発色剤（亜硝酸Na）は、使われているか？

コンビニやスーパーなどで売られているたらこや明太子のおにぎり、またはパスタには、当然ながらたらこや明太子が入っています。したがって、それらを毎日食べるということは、たらこや明太子を毎日食べるということになります。そのため、胃がんになるリスクが高くなると考えられます。

また、コンビニやスーパーには、明太子がのった焼きうどんも売られていますが、その明太子にも亜硝酸Naが添加されています。**とにかく、たらこや明太子を使ったおにぎり、パスタ、焼うどんなどで、原材料名に「発色剤（亜硝酸Na）」と表示されていたら、要注意です。**

では、いくらのおにぎりはどうなのでしょうか？　各コンビニ店には、様々ないくらのおにぎりが売られています。いくらも当然ながら、魚卵の一種であり、前出の津金昌一郎センター長らが行なった疫学調査でも、塩蔵魚卵の一種としていくらが入っていました。

ただし、最近のコンビニのいくらおにぎりの表示をよく見ると、ほとんど「発色剤（亜硝酸Na）」という文字はありません。おにぎりに使われているいくらの場合、しょうゆ漬けのものが多いので、それほど鮮やかな色に保たなくてもいいようです。そのため、亜硝酸Naを使っていないのでしょう。

実はスーパーで売られているいくらの場合も、最近では、「発色剤（亜硝酸Na）」という表示のないものが、けっこうあります。もし亜硝酸Naを使っているのに、それをきちんと表示していない場合、食品表示法違反ということで摘発されるおそれがありますので、おそらく本当に使っていないのでしょう。

一方、筋子の場合は、今でも「発色剤（亜硝酸Na）」という表示がされたものが多い状態です。ただし、コンビニで売られている筋子おにぎりの場合、「発色剤（亜硝酸Na）」の文字は見当たりません。いくらおにぎりと同様に亜硝酸Naは使われていないようです。

塩辛と練りうにも胃がんの発生率を高める

明太子やたらこなどの塩蔵魚卵と同様に、胃がんの発生率を高めている食品がほかにもあります。それは、塩辛と練りうにです。

塩辛や練りうには塩蔵魚卵と同じく、ご飯のおかずやお酒の肴として人気がありますが、前出の津金センター長らの疫学調査では、塩辛・練りうにと胃がんの発生率との関係についても調べられました。塩辛・練りうにを「ほとんど食べない」「週1～2日」「週3～4日」「ほとんど毎日」に分類して、胃がんの発生率を調べたのです。

その結果、「ほとんど食べない」人の胃がん発生率を1とすると、「週1～2日」が1・47倍、「週3～4日」が1・75倍、「ほとんど毎日」が3・12倍にも達していたのです。

つまり、塩辛・練りうにをたくさん食べている人ほど胃がん発生率が高くなるという、比例関係が見られます。**ほぼ間違いなく塩辛・練りうにが胃がんの発生率を高めているといっていいでしょう**。

その理由は、たらこや明太子などの塩蔵魚卵と似たようなものと考えられます。すなわち、多量の塩分によって胃の粘膜が炎症を起こしてしまい、それを修復するために細胞が再生する際に、発がん性物質が作用したためと考えられます。

そして、この場合の発がん性物質とは、ニトロソアミン類ではなく、タール色素と考えられます。

というのも、塩辛や練りうにには、発色剤の亜硝酸Naは使われていないからです。しかし、練りうにには着色のために、黄色4号と黄色5号、赤色102号、赤色106号などが使われています。**ですから、これらのタール色素を含む練りうにを頻繁に食べていると、それが胃の粘膜細胞に作用し、細胞ががん化するリスクが高まると考えられるのです**。

なお、塩辛の場合、現在は一般にはタール色素は使われていません。したがって、それらを食べて、胃の粘膜が荒れることはあっても、細胞ががん化することはほとんどどないと考えられます。

ただし、製品によっては、タール色素と亜硝酸Naを同時に使っているものもあります。それらを食べていると、胃の粘膜がタール色素とニトロソアミン類の影響を受けると考えられます。原材料名をよく見て、タール色素や亜硝酸Naが使われている製品は避けるようにしてください。

セブン-イレブンの明太子おにぎりは亜硝酸Naもタール色素も不使用

「安全なたらこや明太子のおにぎりはないのですか?」という疑問を抱く人もいるでしょう。実はあるのです。**というのも、亜硝酸Naやタール色素を使っていないたらこや明太子を具材に用いたコンビニおにぎりがあるからです。それは、最大手のセブン-イレブンのおにぎりです。**

セブン-イレブンの各店に並んでいるたらこや明太子のおにぎりを一度よく見てください。原材料名のどこにも、「発色剤(亜硝酸Na)」の文字はありません。さらに、赤色102号や赤色106号などのタール色素を示す文字もありません。つまり、どちらも使われていないということです。

たとえば、セブン-イレブンのおにぎり[熟成旨味仕立て 辛子明太子]の原材料名は、「塩飯（国産米使用）、辛子明太子、海苔／調味料（アミノ酸等）、pH調整剤、ベニコウジ色素、酵素」です。どこにも、「発色剤（亜硝酸Na）」の文字はありません。

「本当に使っていないのか？」と疑念を抱く人もいると思いますが、明太子おにぎりを実際に製造している食品会社に確認したことがあるのですが、「亜硝酸Naは使っていない」とはっきり答えていました。

もし使っているのにそれを偽って表示していない場合、食品表示法違反で摘発されるおそれがあります。もしそれが報道されれば、セブン-イレブンの信用は地に落ち、売り上げは一挙に減ることになるでしょう。そんな危険を冒すとは考えにくいので、おそらく本当に使っていないのだと思います。

使われている添加物は発がんの危険性はほとんどない

この「熟成旨味仕立て 辛子明太子」の場合、亜硝酸Naとタール色素を使わない代わりに、ベニコウジ色素によって、赤い色を保っています。

ベニコウジ色素は、ベニコウジカビの菌体より抽出して得られた赤色の色素です。

この色素を5％含むえさをラットに13週間食べさせた実験では、腎細管に壊死が認められました。ただし、添加物として微量使われた場合、人間にどのような影響をおよぼすかは不明です。少なくとも、亜硝酸Naやタール色素に比べると、安全性は高いといえます。

このほか、調味料（アミノ酸等）は、L-グルタミン酸Na（ナトリウム）をメインとしたものです。L-グルタミン酸Naは、もともとはこんぶに含まれるうま味成分で、現在はサトウキビなどを原料に発酵法によって製造されています。動物実験では毒性はほとんど見られていませんが、人間が一度に大量に摂取すると、人によっては腕や顔に灼熱感を覚えたり、動悸を感じたりすることがあります。調味料（アミノ酸等）は、実に数多くの加工食品に使われています。

pH調整剤は、酸性度とアルカリ度を調整するほか、保存性を高める働きもあります。クエン酸やリン酸などの酸が多く、全部で30品目程度ありますが、毒性の強いものは見当たりません。

酵素は特定の働きを持ったたんぱく質のことで、カビや細菌の培養液から抽出されたものがほとんど。「タンパク質からなることなどから、科学的に適正に製造される限り、一般に、人に健康の確保に障害になるものではないと考えられる」（「平成7年度厚生科学研究報告書」）との見解が示されています。

以上のように添加物が数種類使われていますが、発がん性という観点からは、危険性はほとんどないと考えられます。

ファミマやローソンも亜硝酸Na不使用が増えている

セブン-イレブンでは、以前からPB（プライベートブランド）のおにぎりには、亜硝酸Naやタール色素の使われていない明太子やたらこを使っているのですが、私が「亜硝酸Na入りの明太子やたらこは危険だ」と単行本や雑誌などでずっと書き続けていることもあってか、最近では、ファミリーマートやローソンも、亜硝酸Naやタール色素を使っていない明太子やたらこを使うようになりました。

たとえば、ファミリーマートのおにぎり「辛子明太子」の原材料は、「ご飯、からし明太子、海苔、食塩／調味料（アミノ酸等）、増粘剤（加工デンプン）、酸化防止剤（V・C）、着色料（紅麹）、酵素」です。以前は「発色剤（亜硝酸Na）」の文字があったのですが、今はそれがないのです。同様にローソンの「おにぎり屋 熟成辛子明太子」、ニューデイズの「二段仕込み熟成 辛子明太子」にも、その文字はありません。

なお、増粘剤の加工デンプンとは、酸化デンプンや酢酸デンプンなど11品目あり、そのうちのどれを使っていても、「加工デンプン」と表示されます。内閣府の食品安全委員会は、加工デンプンについて、「添加物として適切に使用される場合、安全性に懸念がないと考えられる」といっています。デンプンをベースにしているので、「安全性は高い」と判断しているようですが、11品目のうち発がん性や生殖毒性に関して試験データのない品目もあります。

酸化防止剤のV・CはビタミンCのことであり、安全性に問題はありません。着色料（紅麹）はベニコウジ色素と同じです。

しかしながら、同じファミリーマートのおにぎり「明太子マヨネーズ」、ローソンの「おにぎり屋 熟成生たらこ」「おにぎり屋 ミルフィーユ出汁巻玉子と生たらこ」「おにぎり屋 炙り辛子明太子」などには、「発色剤（亜硝酸Na）」の文字があります。つまり、**同じコンビニのおにぎりでも、亜硝酸Naを使っていない製品と使っている製品とがあるということです。とにかく原材料名をよく見て、「発色剤（亜硝酸Na）」という**

文字のある製品は避けるようにしてください。

ちなみに、コンビニおにぎりによく添加されている「グリシン」はアミノ酸の一種です。鶏やモルモットにグリシンを大量に与えた実験では毒性が見られていますが、人間が摂取した場合は、アミノ酸の一種ということもあって問題は発生していません。

このほか「ソルビット」は果実や海藻などに含まれる甘味成分であり、安全性に問題はありません。「増粘多糖類」は、樹木、海藻、豆、細菌、酵母などから抽出された粘性のある多糖類です。グァーガムやキサンタンガムなど30品目ほどあり、毒性の強いものはほとんどありませんが、一部心配なものもあります。

また、「トレハロース」はブドウ糖が二つ結合した二糖類で、きのこやエビなどにも含まれているので、安全性に問題はありません。

「カロチノイド色素」は、動植物に含まれる、黄、だいだい、赤を示す色素で、トマト色素、パプリカ色素（トウガラシ色素）、β《ベータ》カロチンなどがあります。ほとんどは安全性に問題はありません。「酒精」は発酵アルコールのことであり、問題はありません。

「ナイアシン」はビタミンの一種です。

なお、コンビニやスーパーで売られているたらこや明太子のパスタですが、こちらはどの製品にも「発色剤（亜硝酸Na）」の文字がたいてい表示されています。

ただし、最近では、ファミリーマートの「大盛つぶつぶ！明太子スパゲティ」や「たらこといかのスパゲティ」など、「発色剤（亜硝酸Na）」の文字のない製品もあります。どうやら、亜硝酸Naを使っていない明太子やたらこを使うように方針を転換したようです。

一方、スーパーやコンビニには、パックや箱に入ったたらこ、あるいは明太子が種々売られていますが、原材料名に「発色剤（亜硝酸Na）」という文字のない製品は見当たりませんでした。「無着色」と表示された製品の場合、タール色素は使われていませんが、通常亜硝酸Naは使われています。

第3章

輸入のグレープフルーツ、オレンジ、レモンは食べてはいけない

輸入かんきつ類には発がん性物質が残留している

「この果物には、皮にも果肉にも発がん性物質が含まれている」といわれたら、おそらくほとんどの人はそれを食べる気にはなれないでしょう。しかし、そんな果物がスーパーなどで大々的に売られているのです。

スーパーの入り口近くには、たいていグレープフルーツ、オレンジ、レモン、スウィーティー（グレープフルーツとブンタンの交配種）などの輸入かんきつ類が山のように積まれています。これらのかんきつ類は、主にアメリカや南アフリカ、メキシコ、イスラエルなど、遠く離れた地で収穫されて、日本に輸入されたものです。

したがって、収穫された実が船で運ばれてきた場合、日本に着くまでに数週間かかります。その間に、腐ったり、カビが生えるということが起こります。それを防ぐために防カビ剤という添加物が使われています。

ところが、この防カビ剤はもともとは農薬として使われていたもので、すべて毒性が強いのです。そして、その中には明らかに発がん性のあるものがあるのです。しかも、防カビ剤は、かんきつ類の皮ばかりでなく、果肉にも浸透して残留しているのです。

「どうしてそんなものが使われているのだ」と憤《いきどお》りを覚える人もいると思います。私も同じです。発がん性が明らかなのですから、本来なら使ってはいけないはずです。しかし、実際には使われているのです。それは、**日本政府とアメリカ政府との駆け引きの結果として、もたらされた不合理なのです。**その顛末《てんまつ》を知るためには、少し話を過去に戻さなければなりません。

アメリカ政府が防カビ剤の使用認可を迫ってきた

１９７５年４月のことです。この当時から、アメリカからグレープフルーツ、オレンジ、レモンが日本に輸入されていましたが、当時の農林省がそれらを検査したところ、グレープフルーツからＯＰＰ（オルトフェニルフェノール）という化学合成物質が検出されました。

この物質は、日本では農薬（殺菌剤）として使われていたものですが、その当時はすでに農薬としての登録が失効していて、使えない状態になっていました。また、ＯＰＰは食品添加物としても認められてはいませんでした。したがって、ＯＰＰは食品に含まれてはいけない物質だったのです。

そのＯＰＰがグレープフルーツに含まれているということは、つまり、食品衛生法違反だったのです。そこで、当時の厚生省は、輸入した業者に対して、違反しているかんきつ類を廃棄することを命じました。そのため、それらは海に捨てられました。

このことを知ったアメリカの新聞は、「日本、太平洋をトムコリンズにする」と報じ、アメリカ政府は、日本の措置に激怒したといいます。なお、トムコリンズとは、ジンをベースにしたレモン入りのカクテルのことです。

アメリカ側にとっては、ＯＰＰなどの防カビ剤はどうしても必要なものでした。それを使わないと、かんきつ類を日本に輸送する途中でカビが生えたり、腐敗してしまうものがあって、大きな損失を被ることになるからです。とくに白カビの発生を防ぐにはＯＰＰが必要だったのです。

そこでアメリカ政府は、日本政府に対して、ＯＰＰの使用を認可するように求めてきました。当時の農務長官や大統領までもが、日本政府の首脳にＯＰＰを認可するように迫ってきたといいます。

１９７０年代中頃というと、日本とアメリカとの間では貿易摩擦問題が発生していました。日本から大量の自動車や電化製品がアメリカに輸出され、貿易の不均衡が生じていたのです。

国民の健康よりも、大企業の利益を優先した日本政府

アメリカ政府は、その不均衡を解消する一つの方法として、牛肉とかんきつ類の輸入を求めていました。いわゆる「牛肉・オレンジ問題」です。

もし、日本政府がそのままＯＰＰの使用を禁止し続ければ、アメリカ側はかんきつ類を日本に輸出することが困難になり、その点をアメリカ政府が非関税障壁として問題視し、それについての対抗措置を講じる心配がありました。つまり、日本の自動車

や電化製品の輸入を制限するということです。

日本にとって、自動車と電化製品は基幹産業ですから、それらをアメリカに輸出できないとなると、大きな経済的損失を被ることになります。そこで、いわゆる「高度な政治的判断」がなされたようです。

結局、1977年4月にOPPは食品添加物として使用が認められることになりました。と同時に、OPPにNa（ナトリウム）を結合させたOPP-Naも認可されました。

さらに、翌年の1978年には、TBZ（チアベンダゾール）という化学合成物質も、防カビ剤として使用が認可されました。TBZも日本で農薬（殺菌剤）として使われていたもので、しかも、その当時も農薬として登録されていたものなのです。TBZは、OPPと併用すると防カビ効果が一段と高まるため、使用が認可されたのです。

こんな不合理がまかり通っている

しかし、これらの一連の流れは誰がどう見ても不合理なことであり、しかも、

ＯＰＰはもともと農薬であり、毒性の強いものであったことから、国民の健康を害しかねないという問題がありました。

そこで、立ち上がった研究者たちがいました。東京都立衛生研究所（現・東京都健康安全研究センター）の研究員たちです。研究員たちは、ＯＰＰを動物に投与して、毒性が現れるか調べました。そして、ＯＰＰを１・25％含むえさをラットに91週間食べさせる実験を行なったところ、その83％という高い割合で膀胱がんが発生したのです。また、ＯＰＰ‐Naについては、それを０・５～５％含むえさをラットに91週間食べさせたところ、２％含むえさを食べたラットで、95％というひじょうに高い割合で膀胱や腎臓にがんが発生しました。

東京都立衛生研究所は民間の研究機関ではなく、いうまでもなく公的な研究機関です。各都道府県に衛生研究所はありますが、その中でも東京都立研究所は規模が大きく、食品や薬品などに関して安全性の検査を実施しており、実績のある研究機関です。そこが、「ＯＰＰやＯＰＰ‐Naは発がん性がある」という結果を出したのですから、本来であれば、厚生省はすぐにＯＰＰとＯＰＰ‐Naの使用を禁止するのが当然です。

ところが、当時の厚生省はそうではありませんでした。「国の研究機関で追試を行なう」といって、その結果を棚上げにしてしまったのです。そして、追試した結果、がんの発生は認められなかったとして、結局、ＯＰＰもＯＰＰ-Naも禁止しませんでした。そのため、今でも輸入のグレープフルーツやレモン、オレンジなどに使われ続けているのです。

この当時、厚生省や日本政府に政治的な判断が働いたであろうことは容易に想像できます。アメリカ政府は強い圧力をかけてきて、やっと日本側にＯＰＰの使用を認めさせ、そして、かんきつ類の輸出ができるようになったのです。

そんな状況の中で厚生省がすぐにＯＰＰの使用を禁止したら、貿易摩擦が再燃することは火を見るより明らかでした。それを日本政府は避けたかったのでしょう。**しかし、そうした不合理な政治判断によって、私たち日本人の健康がＯＰＰやＯＰＰ-Naによって脅かされることになったのです。**

防カビ剤・イマザリル　その認可の驚きの顛末

ＯＰＰやＯＰＰ‐Ｎａに次いで使用が認められたＴＢＺですが、東京都立衛生研究所の研究員たちは、ＴＢＺも危険性が高いと判断し、動物実験を行ないました。マウスに対して体重１kgあたり０・７〜２・４ｇを毎日経口投与して観察したのです。

その結果、お腹の子どもに外表奇形と骨格異常（口蓋裂、脊椎癒着）が認められました。また、妊娠ラットに対して体重１kgあたり１ｇを１回だけ経口投与した実験でも、お腹の子どもに手足と尾の奇形が認められました。つまり、ＴＢＺには催奇形性《さいきけいせい》（先天異常を生じさせる性質）があることが証明されたのです。

ところが、厚生省はこの実験結果も無視しました。そのため、ＴＢＺは今でもＯＰＰやＯＰＰ‐Ｎａと同様に使われ続けているのです。

さらに、厚生省は、驚くべき不合理を平気で実行しました。それは、防カビ剤の一つであるイマザリルの認可をめぐる顛末です。

イマザリルが認可されたのは1992年のことですが、その経緯はまったく信じられないようなものでした。この当時、アメリカから輸入されたレモンについて、東京都内の市民グループが検査したところ、ある農薬が検出されました。それが、イマザリルだったのです。

イマザリルは殺菌剤の一種で、アメリカではポストハーベスト（収穫後の農薬使用）として使われていたのです。通常、農薬は作物の栽培中に使われますが、ポストハーベストは、収穫したレモンやグレープフルーツなどに使われます。それらにカビが生えたり、腐ったりするのを防ぐためです。

このイマザリル検出のケースは、1975年にグレープフルーツからOPPが検出された事例に似ています。その際、OPPは添加物として認可されていなかったため、そのグレープフルーツは海に廃棄されたのでした。

イマザリルもこの時には添加物として認可されていませんでした。したがって、それがレモンから検出されたということは、食品衛生法違反に該当します。本来なら、前例と同様にそのレモンは、当然廃棄されるべきものです。

ところが、過去にＯＰＰが検出されたかんきつ類を海に廃棄したことによって、アメリカの政府や新聞から猛反発を受けたという経験があり、同じ轍《てつ》を踏むことをおそれた厚生省は、なんとすぐさまイマザリルを添加物として認可してしまったのです。

これを知った私は、まさしく開いた口がふさがらないという状態でした。アメリカ側の都合が悪いことが発覚すると、すぐさまそれをもみ消すような行為を平気で行なう厚生省。これで国民の生命や健康を守ることができるでしょうか。まったく厚生省は信用できないと感じました。

危険な農薬が次々に防カビ剤として認可される

こんな不合理な措置によって、とにかくイマザリルが、輸入かんきつ類に残留していても、食品衛生法には違反しないことになりました。その後、イマザリルを使用したかんきつ類が堂々と輸入されるようになったのです。

イマザリルは日本では農薬に登録されていませんが、アメリカでは農薬として使われているのです。農薬は毒性の強いものが多いですが、イマザリルは急性毒性が強く、ラットを半数死亡させる経口致死量は、体重1kgあたり277～371mgです。この値に基づいたヒト推定致死量は20～30gです。

また、マウスにイマザリルを0・012、0・024、0・048%含むえさを与えて育てた実験では、そのマウスから生まれた子どもに、授乳初期の体重増加抑制と神経行動毒性が認められました。さらに、東京都立衛生研究所がマウスにイマザリルを投与した実験では、繁殖・行動発達に抑制が見られました。

これらの経緯を見ていると、厚生省が日本人の健康よりも、アメリカの政府や農家の利益に重点を置いていることがわかります。つまり、厚生省は、国民の健康を守ろうとはしていないのです。したがって、自分の健康は自分で守るしかないのです。

その後も厚生労働省は、アメリカやその他の国々が日本にかんきつ類を輸出しやすい状態にしようと、危険性の高い防カビ剤を次々に認可していきました。それらは、フルジオキソニル、ピリメタニル、アゾキシストロビン、プロピコナゾールの4品目になります。

フルジオキソニルが認可されたのは2011年です。糸状菌に対して抗菌作用があり、防カビ剤としての有効性もあるとして、かんきつ類への使用が認められたものです。

しかし、フルジオキソニルは農薬として使われていたもので、マウスに対してフルジオキソニルを０・３％含むえさを18か月間食べさせた実験では、痙攣《けいれん》が高い頻度で発生し、リンパ腫の発生率が増加しました。

また、ピリメタニルは２０１３年に認可されました。ピリメタニルも農薬として使われていたもので、ラットに対して０・５％含むえさを2年間食べさせたところ、甲状腺に腫瘍の発生が認められました。つまり、発がん性の疑いがあるということです。アゾキシストロビンは、２０１３年にピリメタニルと一緒に認可されました。アゾキシストロビンも農薬として使われていたもので、ラット64匹に０・15％含むえさを食べさせたところ、13匹が途中で死亡し、胆管炎や胆管壁肥厚、胆管上皮過形成などが認められました。過形成とは、組織の構成成分の数が異常に増えることで、腫瘍性と非腫瘍性があります。

さらに、２０１８年にはプロピコナゾールが認可されました。これももともとは農薬です。マウス50匹に対して、プロピコナゾールを０・０８５％含むえさを18か月間食べさせたところ、12匹に肝細胞腫瘍が認められました。つまり、発がん性の疑いがあるということです。

以上のように防カビ剤はいずれも毒性が強く、発がん性やその疑いがあるものが多いのです。

輸入かんきつ類から検出される防カビ剤

輸入のオレンジ、レモン、グレープフルーツ、ライム、スウィーティーなどには、必ずといっていいほど何らかの防カビ剤が使われており、それは確実に果皮に残留しており、さらに果肉にも（果皮に比べて少ないものの）残留しています。

東京都健康安全研究センターでは、毎年スーパーなどで売られている輸入かんきつ類を調査していますが、毎年ＴＢＺやＯＰＰ、イマザリルなどの防カビ剤が検出されています。たとえば、２０１７年度に行なった調査では、アメリカ産のグレープフルーツからＯＰＰ、ＴＢＺ、イマザリルなどが検出され、果肉からもＴＢＺとイマザリルが検出されています。

また、アメリカ産のレモンからは、ＴＢＺとイマザリルが、そしてその果肉からも

ＴＢＺとイマザリルが検出されています。オーストラリア産のオレンジからもＴＢＺとイマザリルが検出され、果肉からもＴＢＺとイマザリルが検出されています。

このように輸入のかんきつ類からは、防カビ剤が検出されているのです。なお、レモンやオレンジが袋に入っている場合は、使用されている防カビ剤の具体名（物質名）が、その袋に表記されています。

また、グレープフルーツやスウィーティー、オレンジなどでバラ売りされている場合、プレートやポップなどを設置して、そこに使用されている防カビ剤の具体名を表記することになっています。ですから、消費者はどんな防カビ剤が使われているのか、知ることができるのです。

ちなみに、国産のレモンやオレンジの場合、輸送にそれほど日にちがかからないため、カビが生えたり、腐ったりする心配が少なく、一般に防カビ剤は使われていません。

第4章

コーラは飲まないほうがよい

市販のコーラには発がん性物質が含まれている

「コーラには、発がん性物質が含まれている」といわれたら、いくらコーラ好きの人でも飲むのをためらうでしょう。あるいは「そんなの、ウソだろ」と反発する人もいるかもしれません。**しかし、日本で市販されているコーラには、本当に発がん性物質が含まれているのです**。

日本で販売されている主なコーラは、「コカ・コーラ」「ペプシコーラ」「キリンメッツコーラ」ですが、いずれにも発がん性物質が含まれています。「どうしてそんなことが？」と疑問に思う人もいると思いますが、実は添加されているカラメル色素に発がん性物質が含まれているのです。

コーラは、独特の「コーラ色」をしていますが、これはカラメル色素によるものです。簡単にいうと、水にカラメル色素を加えて色付けし、さらに糖類、酸味料、カフェイン、そしてあの独特の香りのする香料を添加したものが、コーラです。これは、基本的にはどの会社のコーラでも変わりません。

ちなみに、どんな香料を使っているかは企業秘密になっていて、外部の人間は知ることができません。「コカイン（麻薬の一種）の原料のコカが使われているのではないか？」という噂がありますが、真相はいまだに謎のままです。

コーラを製造するうえで香料と同様に不可欠なのが、カラメル色素です。これを添加しなければ、「コーラ色」を出せないからです。しかし、それに問題があるのです。

カラメル色素には、次の4種類があります。

カラメルⅠ…デンプン分解物、糖蜜、または糖類の炭水化物を熱処理して得られたもの。

カラメルⅡ…デンプン分解物、糖蜜、または糖類の炭水化物に、亜硫酸化合物を加えて、熱処理して得られたもの。

カラメルⅢ…デンプン分解物、糖蜜、または糖類の炭水化物に、アンモニウム化合物を加えて、熱処理して得られたもの。

カラメルⅣ…デンプン分解物、糖蜜、または糖類の炭水化物に、亜硫酸化合物およびアンモニウム化合物を加えて、熱処理して得られたもの。

ここで注目していただきたいのは、カラメルⅢとカラメルⅣです。それらには、アンモニウム化合物が原料の一つとして使われています。これは、尿などに含まれるアンモニアを基本とした物質です。

アンモニウム化合物が発がん性物質に化学変化

4種類のカラメル色素はどれも、デンプン分解物や炭水化物などの原料を熱処理して得られますが、その際に、カラメルⅢとカラメルⅣは原料の一つであるアンモニウム化合物が化学変化を起こして、4-メチルイミダゾールという物質に変化します。

実は、これに発がん性があるのです。

アメリカ政府の国家毒性プログラムによるマウスを使った実験で、4-メチルイミダゾールに発がん性が確認されているのです。なお、カラメルⅠとカラメルⅡには、アンモニウム化合物は使われないため、４-メチルイミダゾールはできません。

４-メチルイミダゾールががんを起こすのは、その化学構造が人間の遺伝子（ＤＮＡ）の塩基に似ているためと考えられます。

遺伝子は４つの塩基によって、構成されています。シトシン、チミン、アデニン、グアニンです。これらの塩基に異常が起こると、細胞は突然変異を起こし、がん化することがわかっています。

カビ毒の一種にアフラトキシンB_1というものがあります。ひじょうに発がん性の強いカビ毒ですが、これは、ＤＮＡの塩基に化学構造が似ています。そのため、ＤＮＡの中に入り込んで、ＤＮＡの構造を変えてしまい、その結果として細胞が突然変異を起こして、がん化すると考えられています。

４-メチルイミダゾールも、同様に作用すると考えられます。４-メチルイミダゾールの化学構造は、ＤＮＡの塩基のシトシンとチミンに似ているため、ＤＮＡの構造を変えてしまい、その結果として細胞のがん化が起こるのではないかと考えられます。

コーラの製造法を変えた米コカ・コーラと米ペプシコ

ところで、アメリカでは2010年代前半に「コカ・コーラ」や「ペプシコーラ」の安全性がとても話題になりました。カラメルⅢまたはカラメルⅣが使われていて、製品に4-メチルイミダゾールが含まれていたからです。

そこで、環境汚染に厳しい姿勢をとっているカリフォルニア州では、4-メチルイミダゾールの1日の摂取量を29μg（μは100万分の1）と定めました。しかし、コーラ1缶（約355mℓ）には、その3倍を超える100μg以上が含まれていました。そのため、米コカ・コーラと米ペプシコは、製法を変えることで含有量を減らしたコーラを新たに発売したほどです。

ところが、日本ではこの問題はほとんど話題になりませんでした。一部のネットニュースで報じられ、また私も『週刊金曜日』の「新・買っていけない」のコーナーでこの問題を取り上げましたが、テレビや新聞などはほとんど取り上げなかったからです。

しかも、日本で売られている「コカ・コーラ」や「ペプシコーラ」は、従来と製法が変わっていないため、今もカリフォルニア州の基準を超える４-メチルイミダゾールが含まれているのです。

なお、「キリンメッツコーラ」については、販売者のキリンビバレッジが、２０１４年春からのリニューアルによって、４-メチルイミダゾールの含有量をカリフォルニア州の基準以下にすると公表しました。したがって、現在の製品はこの基準以下になっているようです。

ゼロカロリーのコーラに使われている危険な合成甘味料

最近のダイエット志向や健康志向の高まりで、「糖類ゼロ」や「カロリーゼロ」という飲み物が各種売られています。コーラも同様に「コカ・コーラゼロ」や「ペプシジャパンコーラゼロ」など、カロリーがゼロという製品が出回っています。

これらには、糖類が含まれていませんが、甘い味がします。なぜかというと、ゼロカロリーまたは低カロリーの合成甘味料が使われているからです。

ところが、これらの合成甘味料は、新しく化学合成されたもので、未知の部分が多く、しかも発がん性の疑われているものもあるのです。

「ペプシジャパンコーラゼロ」（サントリーフーズ）の原材料は、「食塩/炭酸、カラメル色素、香料、酸味料、クエン酸K、甘味料（アスパルテーム・L-フェニルアラニン化合物、アセスルファムK、スクラロース）、カフェイン」です。

ここで、「／」以降が添加物です。つまり、食塩以外はすべて添加物なのです。そして、糖類は含まれていません。その代わりになっているのが、合成甘味料のアスパルテーム、アセスルファムK、スクラロースです。

この中で、発がん性が疑われているのは、アスパルテームです。ちなみに、「キリンメッツコーラ」にも、アスパルテーム、アセスルファムK、スクラロースが使われています。

アスパルテームは、アミノ酸のL-フェニルアラニンとアスパラギン酸、それに劇物のメチルアルコールを結合させたもので、砂糖の１８０〜２２０倍の甘味を持っています。１９６５年にアメリカのサール社が開発したもので、日本では、(株)味の素が早くから輸出用として製造していました。

アメリカでアスパルテームの使用が認可されたのは、１９８１年のことです。しかし、摂取した人たちから、頭痛やめまい、不眠、視力・味覚障害などに陥ったという苦情が相次いだといいます。

アスパルテームは体内でメチルアルコールを分離することがわかっています。メチルアルコールは劇物で、誤って飲むと失明するおそれがあり、摂取量が多いと死亡することもあります。おそらく体内で分離されたメチルアルコールよって頭痛やめまいなどの症状が引き起こされたのでしょう。

脳腫瘍や白血病を起こすとの指摘

日本では、アメリカ政府の強い圧力によって、アスパルテームは1983年に添加物としての使用が認可されました。これで、アメリカの企業は、アスパルテーム入りの製品を日本に輸出することができるようになったのです。

しかし、アメリカではアスパルテームについて、安全性論争がずっと続いています。TBSテレビが1997年3月に放送したアメリカのCBSレポート『How sweet is it ?』では、**がん予防研究センターのデボラ・デイビス博士が、「環境と脳腫瘍の関係を調べると、アスパルテームは脳腫瘍を引き起こす要因の可能性がある」と指摘し、また、ワシントン大学医学部のジョー・オルニー博士は、「20年以上前のアスパルテームの動物実験で認められたものと同じタイプの脳腫瘍が、アメリカ人に劇的に増えて**

いる」と警告しました。

さらに２００５年にイタリアで行なわれた動物実験では、アスパルテームによって白血病やリンパ腫の発生が認められました。この実験は、同国のセレーサ・マルトーニがん研究所のMorando Soffritti博士らが行なったもので、８歳齢のオスとメスのラットに、異なる濃度（０～10％の７段階）のアスパルテームを死亡するまで与え続けて観察しました。

その結果、メスの多くに白血病またはリンパ腫の発症が見られ、濃度が高いほど発症率も高かったのです。また、人間が食品から摂取している量に近い濃度でも異常が観察されました。**アスパルテームが白血病やリンパ腫などを引き起こす可能性があることがわかったのです。**

なお、アスパルテームには必ず「Ｌ-フェニルアラニン化合物」という言葉が添えられていますが、これには理由があります。フェニルケトン尿症（アミノ酸の一種のＬ-フェニルアラニンをうまく代謝できない体質）の子どもがとると、脳に障害が起こる可能性があります。そのため、注意喚起の意味でこの言葉が必ず併記されているのです。

チョコレートやのど飴、ガム、乳酸菌飲料などにも使用

アスパルテームはコーラ以外にも、チョコレートやのど飴、ガム、乳酸菌飲料、お弁当など実に多くの食品に使われています。たとえば、ロッテのチョコレート「ZERO《ゼロ》」やノーベル製菓の「V・C-3000のど飴」に使われています。

今や糖類や糖質は肥満と高血糖の最大原因とされています。そのため、「砂糖ゼロ」あるいは「糖類ゼロ」というキャッチフレーズを見ると、「つい買ってしまう」という人も多いようです。

しかし、なぜ「砂糖ゼロ」「糖類ゼロ」なのに甘いのかを考えてみてください。そこには必ずアスパルテームなどの合成甘味料が使われているのです。

「VC-3000のど飴」にも、「ノンシュガー」と表示されていますが、やはりアスパルテームが使われています。

アセスルファムＫやスクラロースにも不安が残る

［ペプシジャパンコーラゼロ］には、アスパルテームのほかにアセスルファムＫとスクラロースという合成甘味料が使われていますが、これらも問題があります。［コカ・コーラゼロ］と［キリンメッツコーラ］にも、アセスルファムＫとスクラロースが使われています。

アセスルファムＫは、砂糖の約２００倍の甘味があるとされる、自然界には存在しない化学合成物質です。添加物として認可されたのは２０００年で、まだ20年くらいしか経っておらず、未知な部分も多いのです。

イヌにアセスルファムＫを０・３％と、３％含むえさを2年間食べさせた実験では、０・３％群ではリンパ球の減少が、そして３％群では肝臓障害の際に増えるＧＰＴが増加し、さらにリンパ球の減少が認められたのです。**つまり、肝臓にダメージを与えたり、また免疫力を低下させる可能性があるということです。**

このほか、妊娠したラットにアセスルファムＫを投与した実験では、胎児への移行が認められています。**ですから、妊娠した女性が摂取した場合に、胎児に対して影響が出ないのか、心配されるのです。**

次にスクラロースですが、これはショ糖の三つの水酸基（-OH）を塩素（Cl）に置き換えたものです。砂糖の約600倍の甘味があるとされています。日本では、1999年に添加物としての使用が認可されました。したがって、アセスルファムKと同様にまだ使われ始めてから20年くらいしか経っていないのです。

スクラロースは、実は有機塩素化合物の一種なのです。有機塩素化合物は、すべて毒性物質といってよく、猛毒のダイオキシン、農薬のDDTやBHC、カネミ油症事件を起こしたPCB（ポリ塩化ビフェニル）などがよく知られています。

有機塩素化合物は分解されにくく、スクラロースも体内に摂取されてからも消化管で分解されることがありません。そのため、砂糖などとは違ってエネルギーに変換されることがなく、ゼロカロリーなのです。アセスルファムKも同様に消化管で分解されないため、ゼロカロリーなのです。

スクラロースを5％含むえさをラットに4週間食べさせた実験では、脾臓と胸腺のリンパ組織の萎縮が認められました。**これは、リンパ球が減って、免疫力が低下する**

可能性があるということです。また、動物実験ではスクラロースが脳の中にまで入り込むことがわかっています。

しかし、スクラロースやアセスルファムＫに関するこれらのデータは軽視され、厚生労働省によって使用が認められてしまったのです。アメリカなどの諸外国ではスクラロースやアセスルファムＫの使用が認められていたため、貿易の際に非関税障壁とならないように、同省は早く認可したかったのでしょう。

合成甘味料入り飲料で脳卒中や認知症になる確率が３倍に

アスパルテーム、アセスルファムＫ、スクラロースは、ダイエット甘味料としてアメリカでは清涼飲料水に使われていますが、それらを飲んでいると、脳卒中や認知症になりやすいという研究データがあります。

それを明らかにしたのは、アメリカのボストン大学の研究グループで、その研究結果は、『Stroke May2017』に「Sugar-and Artificially Sweetened Beverages and the Risks of incident Stroke and Dementia：A Prospective Cohort Study」というタイトルで発表

されました。

同グループでは、マサチューセッツ州のフラミンガムという町で住民の健康について継続的に調べており、脳卒中は45歳以上の男女２８８８人、認知症は60歳以上の男女１４８４人を対象に、食生活などを詳しく聞いた後、10年以内に脳卒中になった97人と認知症になった81人について分析しました。

その結果、合成甘味料入りのダイエット飲料を1日1回以上飲んでいた人は、まったく飲まない人よりも虚血性の脳卒中やアルツハイマー病（認知症の一種）になる確率が約3倍も高かったのです。

なお、砂糖入りの飲料を飲んでいる人についても調べましたが、脳卒中やアルツハイマー病との関連は認められませんでした。

どうして脳卒中やアルツハイマー病の発生率が高くなったのかについてはわからないということですが、砂糖入り飲料では影響が認められなかったことから、合成甘味料が脳の血管や組織に、何らかの悪影響をもたらしたことが考えられます。

以上のことから、アセスルファムK、スクラロース、そしてアスパルテームについては、できるだけ摂取しないようにしたほうがよいと考えられるのです。

第5章

カップラーメン・袋入り即席めんのしょうゆ味は食べないほうがよい

有害な過酸化脂質を含み、添加物や塩分も多い

「カップラーメンを毎日食べている」という人もいると思います。しかし、これからはやめたほうがよいでしょう。カップラーメンは、「カップヌードル」（日清食品）や「スーパーカップ」（エースコック）など実に数多くの種類がありますが、健康を害する要素がいくつもあるからです。

まず油揚げめん、すなわちめんを油で揚げた製品が多い点です。油は植物油脂が使われていますが、高温でめんを揚げると、脂肪が酸化して過酸化脂質という物質ができます。さらにカップラーメンは賞味期限が6か月程度と長いので、その間にも油が酸化して過酸化脂質が増えていきます。

ところが、この過酸化脂質は体にとって有害なものなのです。ネズミやウサギに過

酸化脂質を食べさせると成長が悪くなり、一定量を超えると、なんと死んでしまうのです。ちなみに、古くなった干物やピーナッツなどを食べた場合、下痢や胃痛を起こすことがありますが、過酸化脂質が原因なのです。

次に、添加物が多いことも問題です。代表的な「カップヌードル」の場合、添加物は「加工でん粉、調味料（アミノ酸等）、炭酸Ca、カラメル色素、かんすい、増粘多糖類、カロチノイド色素、乳化剤、酸化防止剤（ビタミンE）、香辛料抽出物、くん液、香料、ビタミンB_2、ビタミンB_1、酸味料」と15種類にも上ります。これらが一度に胃の中に入り、胃の粘膜を刺激するのです。それが毎日続けば、胃粘膜はそうとう影響を受けることになるでしょう。しかも、塩分が多いので、それも胃粘膜に影響することになります。「カップヌードル」に含まれる塩分は、食塩相当量で４・９ｇです。一般にカップラーメンには、食塩相当量で５～６ｇの塩分が含まれています。

第2章で、明太子やたらこなどの塩蔵魚卵が胃がんの発生リスクを高めることを述べましたが、それらに含まれる塩分が胃粘液を溶かして胃粘膜が損傷し、修復される際に発がん性物質が作用するからでした。

同様にカップラーメンを食べた際にも、塩分と多くの添加物によって胃粘膜が損傷

すると考えられます。したがって、それが修復される際に、何らかの発がん性物質が作用すると、胃がんになるリスクが高まると考えられます。

食べ続けると胃がんになるリスクが高まる!?

この際気になるのは、添加物の中に「カラメル色素」が含まれている点です。カップラーメンは「カップヌードル」のようにしょうゆ味のものが多く、カラメル色素が含まれる製品がひじょうに多いのです。カップ焼きそば、カップうどん、カップそばもカラメル色素が使われている製品がとても多くなっています。

第4章で述べたように、カラメル色素にはカラメルⅠ〜Ⅳの4種類があり、そのうちのカラメルⅢとカラメルⅣには、4-メチルイミダゾールという発がん性物質が含まれています。したがって、カップラーメンやカップ焼きそばなどにカラメルⅢやカラメルⅣが使われていた場合、4-メチルイミダゾールを摂取することになります。

添加物や塩分によって荒れた胃粘膜に4-メチルイミダゾールが作用した場合、その細胞の遺伝子が変異し、それが続けばがんになる可能性があると考えられます。ですから、できるだけ4-メチルイミダゾールの摂取は避けるようにしたいものです。

しかし、カップラーメンやカップ焼きそばなどの原材料名には「カラメル色素」という表示しかないため、カラメルⅠ～Ⅳのどれが使われているのかわからないのです。「着色料（カラメルⅠ）」、あるいは「着色料（カラメルⅢ）」などという表示もできるので、販売会社がそうした表示をしてくれれば、消費者はそれを見て、4-メチルイミダゾールの含まれていないカラメル色素を選択することができます。しかし、実際にはそうした表示は行なわれていません。

したがって、消費者としては、「カラメル色素」と表示されている製品は、「できるだけ買わないようにしよう」という判断をせざるをえないのです。

カップラーメンのこうした問題は、袋入り即席めんでも同様です。「チャルメラ」（明星食品）、「サッポロ一番」（サンヨー食品）、「出前一丁」（日清食品）など数多くの種類の製品が売られていますが、それらの多くは油揚げめんであり、添加物や塩分が多く、またカラメル色素が使われている製品が多いからです。

したがって、毎日食べ続けると、カップラーメンと同様に胃粘膜が影響を受け、細胞ががん化する心配があるのです。

「マルちゃん正麺《せいめん》 旨塩味」は袋入り即席めんではマシなほう

私は常々「安心して食べられるカップラーメンや袋入り即席めんはないものか?」と探し続けているのですが、なかなかそうした製品は見つかりません。というのも、油揚げめんで、添加物が多く、しかもカラメル色素を使っている製品が圧倒的に多いからです。

そんな中で、それらの悪い条件を含まず、「これなら食べてもそれほど害は出ないだろう」と考えられる製品がいくつかあるので、ここでご紹介したいと思います。

まず袋入り即席めんですが、その一つは「マルちゃん正麺 旨塩味」(東洋水産)です。その原材料は、「めん(小麦粉(国内製造)、食塩、植物油脂、植物性たん白、卵白)、添付調味料（チキンエキス、食塩、ポークエキス、香味油脂、しょうゆ、野菜エキス、植物油、砂糖、香辛料、魚介エキス、たん白加水分解物、豚脂）／加工でん粉、調味料（アミノ酸等）、酒精、トレハロース、かんすい、炭酸カルシウム、レシチン、酸化防止剤（ビタミンC、ビタミンE)、増粘多糖類、香料、クチナシ色素」です。

ノンフライめんであり、カラメル色素は添加されていません。添加物が全部で12種類とやや多めですが、亜硝酸Naやタール色素など危険性の高いものは使われていません。では、添加物を順に一つずつ見ていくことにしましょう。

①加工デンプン

これはデンプンをもとに作られたもので、酸化デンプンや酢酸デンプンなど11品目あり、そのうちのどれを使っていても、「加工デンプン」と表示されます。内閣府の食品安全委員会は加工デンプンについて、「添加物として適切に使用される場合、安全性に懸念がないと考えられる」といっています。デンプンをベースにしているので、「安全性は高い」と判断しているようですが、11品目のうち発がん性や生殖毒性に関して試験データのない品目もあります。

②調味料（アミノ酸等）

前にも説明しましたが、調味料（アミノ酸等）はL-グルタミン酸Na（ナトリウム）をメインとしたものです。L-グルタミン酸Naは、もともとはこんぶに含まれるうま味成分で、現在はサトウキビなどを原料に発酵法によって製造されています。動物実験では毒性はほとんど見られていませんが、人間が一度に大量に摂取すると、人によっては腕や顔に灼熱感を覚えたり、動悸を感じたりすることがあります。

③酒精

酒精とは、発酵アルコールのことです。日本酒やビールなどにも含まれているものなので、安全性に問題はありません。

④トレハロース

トレハロースは、天然添加物の一種で、麦芽糖を酵素で処理するか、酵母などから抽出したものを酵素処理して得られます。トレハロースはブドウ糖が二つ結合した二糖類で、きのこやエビなどにも含まれているので安全性に問題はありません。甘味を出すとともに乾燥を防ぐ働きがあります。

⑤かんすい

かんすいは、ラーメン独特の風味や色合いを出すために添加されているもので、炭酸ナトリウムや炭酸カリウムなど16品目のうちから１品目以上が使われます。全般的に毒性は低いのですが、多量に摂取した場合、胸やけを起こすことがあります。

⑥炭酸カルシウム

炭酸カルシウムは、骨、卵殻、貝殻などの成分であり、安全性に問題はありません。

⑦レシチン

大豆や卵黄、ヒマワリ油などから抽出されたもので、安全性に問題はありません。

⑧ビタミンC、⑨ビタミンE

酸化防止剤として使われている二つは、どちらも安全性に問題はありません。

⑩増粘多糖類

増粘多糖類とは、植物や海藻、細菌などから抽出された粘性のある多糖類で、キサンタンガム、カラギーナン、グァーガムなど30品目程度あります。それほど毒性の強いものはありませんが、いくつか不安を感じるものもあります。また、1品目を使った場合は物質名が表示されますが、2品目以上の場合、「増粘多糖類」としか表示されません。

⑪香料

香料は、合成系が約160品目、天然系が約600品目もあって、それらを数品目、あるいは数十品目組み合わせて独特のにおいが作られていますが、その製法は企業秘密になっています。合成香料の中には毒性の強いものがありますが、添加する量が微量であるため、それほど影響は出ないとされています。

⑫クチナシ色素
クチナシの実から抽出された黄色い色素で、昔から栗などの着色に使われてきました。ただし、ラットに体重１kgあたり０・８～５gを経口投与した実験では、下痢が見られ、また肝臓の出血と肝細胞の壊死が認められました。クチナシ色素に含まれるゲニポサイドという物質が腸内で変化して、毒性を発揮すると考えられています。ただし、人間が添加物として微量摂取した場合、影響が出るのかはわかりません。

以上ですが、添加物が多いので、やや不安な要素もありますが、それでも市販の袋入り即席めんの中ではマシなほうです。私も時々ですが、食べています。

カップラーメンでは［麺づくり 鶏だし塩］がマシなほう

このほか、［日清ラ王 柚子しお］（日清食品）も、ノンフライめんであり、カラメル色素は使われていません。添加物は全部で11種類で、［マルちゃん正麺 旨塩味］に使われているものに似ています。

また、大手食品の製品ではありませんが、**比較的オススメなのが、［熊本もっこすラーメン］（五木食品）です**。これは、棒状のノンフライめんで、カラメル色素は使われていません。ちなみに、五木食品は、熊本市にある食品企業です。

その原材料は、「めん（小麦粉、食塩）、畜肉エキス（ポーク、チキン）、醤油、動植物性油脂、野菜エキス、砂糖、食塩、魚介エキス、香辛料／調味料（アミノ酸等）、かんすい、クチナシ色素」であり、カラメル色素は使われていません。しかも、添加物は、3種類と少なくなっています。

次にカップラーメンですが、やはりそれほど害は出ないだろうと考えられるのが、［麺づくり 鶏だし塩］（東洋水産）です。その原材料は、「めん（小麦粉（国内製造）、食塩、卵粉、たん白加水分解物）、添付調味料（ラード、チキンエキス、食塩、植物油、しょうゆ、ごま、たん白加水分解物、香味油脂、粉末野菜、デキストリン、香辛料、かつおエキス、砂糖、こんぶエキス、チキン風味パウダー、酵母エキス）、かやく（チンゲン菜、メンマ、ねぎ）／加工でん粉、調味料（アミノ酸等）、かんすい、炭酸カルシウム、酒精、レシチン、クチナシ色素、ビタミンB_2、酸化防止剤（ビタミンE）、ビタミンB_1、香料」です。

ノンフライめんであり、カラメル色素を使っていません。添加物は全部で11種類とやや多めですが、前の「マルちゃん正麺 旨塩味」とほとんど同じです。

今のところ、一般的な袋入り即席めんやカップラーメンで、「まだマシなほう」といえるのは、この程度です。ただし、探せばほかにもあると思います。ノンフライめんで、カラメル色素を含まず、添加物の少ないものという観点から、ご自分で探してみるのもよいでしょう。

Column_2

コンビニの商品も、添加物を使わない方向にシフトしている

私と3人の執筆者で書いた『買ってはいけない』（金曜日刊）という本が1999年5月に発行されました。この本では、多くの人が食べている食品などを実名で取り上げ、その問題点を指摘しました。その内容は衝撃的であったようで、200万部を超えるベストセラーとなり、これを契機に食生活を見直した人も多く、一つの社会現象となりました。

私はこの本で、コンビニで売られている食品を数多く取り上げました。たとえば、セブン-イレブンのおにぎり、ファミリーマートのサンドイッチ、山崎製パンの［クリームパン］、［コカ・コーラライト］、メルシャンのワインなどで、それらに使われている添加物の危険性を指摘しました。そのため、コンビニ側も対応をせざるを得なくなったようで、指摘された添加物を使わない製品作りを心掛ける企業も出てきました。

とくにセブン-イレブンでは、その後サンドイッチやおにぎり、弁当などのPB（プライベートブランド）について、合成着色料と保存料の使用をやめるという決断をし、その他の添加物も減らす努力をしています。同様にファミリーマートやローソンも合成着色料と保存料の使用をやめました。今や私たちの生活の中心となっているコンビニですが、今後とも消費者の立場に立った、よりよい製品作りを進めていくことを期待したいと思います。

第6章

ワイン、糖類ゼロの缶チューハイには気をつけろ！

ワインには毒性物質が含まれている

女優の川島なお美さんが、２０１５年9月に肝内胆管がんで亡くなったことをご記憶の方も多いと思います。54歳という若さでした。

川島なお美さんといえば、無類のワイン好きで知られています。テレビのインタビューで、「私の血はワインでできている」と答えたくらいで、ワインをこよなく愛していたようです。

私は、川島なお美さんが肝内胆管がんを発病したと聞いた時に、「もし無添加のワインを飲んでいたら、がんになっていただろうか？」という疑問が、ふと頭に浮かびました。**というのも、外国産も国産も、ワインには毒性の強い亜硫酸塩が添加されており、ワインを飲み続けるということは、少なからずその影響を受けることになるか**

らです。

ワインはブドウを酵母で発酵させることで作られますが、酵母が増えて発酵が進みすぎるのを抑えたり、雑菌を消毒するために亜硫酸塩が添加されています。また、ワインが酸化して変質するのを防ぐ目的でも使われています。そのため「酸化防止剤」と表示されているのです。

亜硫酸塩にはいくつか種類がありますが、ワインにいちばんよく使われているのは、二酸化硫黄《にさんかいおう》です。しかし、二酸化硫黄は、ひじょうに毒性が強いのです。

二酸化硫黄は、その気体を亜硫酸ガスといい、実は火山ガスや工場排煙などに含まれる有毒ガスです。空気中に０・００３％以上あると植物は枯死し、０・０１２％以上あると人体に害が出るとされています。かつて三宅島が噴火して、一時島民全員が島から避難しましたが、島民はなかなか島に帰れませんでした。それは、空気中の二酸化硫黄の濃度が高かったからなのです。

それほど二酸化硫黄は有毒なのです。有毒だからこそ、ワイン中の酵母や雑菌の増殖を抑えることができるのです。

ワインを飲むと「頭痛がする」という人は多い

私は添加物について講演をした際に、「ワインを飲んで頭痛がする人は手をあげてください」と参加者にいつも聞きますが、4人に1人くらいが手をあげます。その原因は、ワインに添加されている二酸化硫黄と考えられます。なぜなら、そんな人でも無添加ワインを飲むと、頭痛を感じることはないからです。

頭痛がするという人は、一種の化学物質過敏症を起こしていると考えられます。つまり、二酸化硫黄に体が反応して、結果的に頭痛という症状が起こるということです。化学物質過敏症は、化学物質に対する体の「拒否反応」と考えられます。人間の体には自己防衛システムが備わっていて、有害な化学物質を摂取した時には、嘔吐や下痢などによって、それをすぐさま体内から排除するような仕組みがあります。

ところが、有害化学物質が微量な時は、それらのシステムがなかなか機能しないらしく、排除されずに消化管から吸収されてしまいます。そして、それは臓器や組織、神経などに作用し、その結果、様々な症状が現れると考えられます。

その症状は、体が「この化学物質はもう摂取しないでくれ」という信号を発していると解釈できます。その意味で、化学物質過敏症は、一種の「拒否反応」あるいは「警告反応」といえるのです。

化学物質過敏症は、一般には目の痛みやドライアイ、のどの痛み、胸痛などシックハウス症候群に見られる症状がよく知られていますが、ほかにも、めまい、動悸、不眠、頭痛など、神経的な症状もあります。これらの神経症状は、体内に吸収された微量の化学物質が、神経などの細胞に影響することによって起こると考えられます。

結局、頭痛などの症状が現れるということは、摂取した微量の化学物質が、その人によからぬ作用をしているということです。その現れた症状はそのことを知らせているのです。ですから、ワインを飲んで頭痛がするという人は、それに含まれる二酸化硫黄に対して、体が「拒否反応」「警告反応」を示していると考えられるのです。

二酸化硫黄とがんとの関係は？

これまで二酸化硫黄については、いろいろな動物実験が行なわれています。二酸化硫黄を0・01％および0・045％含む2種類の赤ワインと、0・045％含む水を長期にわたってラットに飲ませた実験では、肝臓の組織呼吸の抑制が認められました。また、ビタミンB_1の欠乏を引き起こして、成長を悪くすることも認められています。

こうした毒性があるため、厚生労働省では、ワイン中の二酸化硫黄の量を0・035％以下に規制しています。しかし、この実験の「0・01％」よりもむしろ高濃度なのです。したがって、人間が市販のワインを飲み続けた場合も、同様な影響が現れる可能性があるのです。

動物実験の結果からは、肝臓の細胞に対する悪影響が心配されます。組織呼吸が抑制されたということは、肝臓の細胞の機能が低下している可能性があります。

川島なお美さんは肝内胆管がんで亡くなりましたが、これは肝内胆管に発生したがんで、一般には肝臓にできたがんとして扱われています。**したがって、肝臓に何らかのダメージがあったと考えられ、その点で二酸化硫黄も影響していたのではないかと考えられるのです。**

「糖類ゼロ」の缶チューハイは危険がいっぱい

ところで、第４章でゼロカロリータイプのコーラに合成甘味料のスクラロースやアセスルファムＫが添加されていることを書きましたが、実はアルコール飲料にもそれらが使われているのです。

たとえば、女優の天海祐希さんや俳優の岡田准一さんのテレビＣＭで知られる缶チューハイの「ストロングゼロ」（サントリースピリッツ）。９％という高濃度アルコールと「糖類ゼロ」をウリにしています。しかし、甘味があります。なぜかというと、糖類の代わりにスクラロースとアセスルファムＫが使われているからです。

しかし、第４章で述べたようにイヌを使った実験で、アセスルファムＫには肝臓にダメージを与える可能性が高いことがわかっています。**ですから、アセスルファムＫ**

が添加されたアルコール飲料を飲み続ければ、アルコールとともにそれが肝臓にダメージを与えると考えられるのです。

「ストロングゼロ」のほかにも、各社から様々な缶チューハイが発売されています。中でもレモンサワーが人気があるようで、スーパーなどには様々な製品がズラッと並んでいますが、これらにもアセスルファムKやスクラロースが添加されているものが多いのです。

たとえば、「麒麟 特製レモンサワー」（麒麟麦酒）。これの原材料は、「ウオッカ（国内製造）、レモン果汁、シトラスエキス／炭酸、酸味料、香料、甘味料（アセスルファムK、スクラロース）」です。この製品も、「糖類ゼロ」をウリにしていますが、危険性の高い合成甘味料が使われているのです。また「麒麟 特製コーラサワー」にもアセスルファムKとスクラロースが添加されており、さらにカラメル色素も添加されています。

このほか、「こだわり酒場 レモンサワー」（サントリースピリッツ）、「セブンプレミアム ストロングサワーレモン」（セブン&アイ・ホールディングス）にも、アセスルファムKとスクラロースが、「麹レモンサワー」（麒麟麦酒）にはアセスルファムK

が添加されています。

「ストロングゼロ」も含めて、これらの製品はいずれもアルコール度数を9％または7％と高めにしていて、「安く酔える」ということで人気があります。しかし、それだけ肝臓の負担が大きく、加えてアセスルファムKが肝臓にダメージを与える可能性があるので、飲み続けると肝臓に害がおよぶことが心配されるのです。

発泡酒、第三のビール、ノンアルコールビールにも合成甘味料が

発泡酒や第三のビールの中にも、アセスルファムKを使っている製品があります。「淡麗 プラチナダブル」（麒麟麦酒）、「ジョッキ生」（サントリービール）、「アサヒアクアゼロ」（アサヒビール）、「キリン濃い味糖質0」（麒麟麦酒）には、アセスルファムKが使われています。

缶チューハイ、発泡酒、第三のビールを買う際には、原材料名をよく見て、「アセスルファムK」あるいは「スクラロース」と表示された製品は避けるようにしてください。

また、ノンアルコールビールにもアセスルファムKが使われています。「アルコールは飲めないけど、ビールを飲む気分を味わいたい」という人のために開発されたノ

ンアルコールビール。「ビール」と呼ばれていますが、実際は炭酸飲料であり、ビールテイスト飲料ともいわれています。

ノンアルコールビールといえば、「オールフリー」「からだを想うオールフリー」（サントリービール）や「アサヒドライゼロ」（アサヒビール）が知られていますが、どちらもＮＧです。これらには、アセスルファムＫが添加されているからです。さらにカラメル色素も添加されています。

このほか、やはりアルコールを飲めない人のために、缶チューハイのノンアルコール版が売られています。「のんある気分」（サントリースピリッツ）や「アサヒスタイルバランス」（アサヒビール）などが知られていますが、やはりアセスルファムＫやスクラロース、あるいはアスパルテームが添加されています。原材料名をよく見て、それらを含む製品は避けるようにしてください。

安心して飲めるワイン、缶チューハイはこれだ！

「安心して飲めるワインや缶チューハイはないのですか？」という人もいると思います。**現在、コンビニやスーパーなどには、値段が安い無添加ワインが売られています。**代表的な製品としては、メルシャンの「おいしい酸化防止剤無添加赤／白ワイン」、サントリー酒類の「酸化防止剤無添加のおいしいワイン（赤／白）」などがあります。ただし、これらは容器がビンではなく、ペットボトルになっています。私はこれらを何度か試飲したことがありますが、どうしてもプラスチック臭を感じてしまいます。

そんな中で、サッポロビールの「うれしいワイン 酸化防止剤無添加 ポリフェノールリッチ 赤 有機プレミアム」は、容器がビンで酸化防止剤の亜硫酸塩は添加されておらず、しかも原材料はイタリア産の「有機濃縮還元ぶどう果汁」です。これは、イタリアで有機栽培されたブドウから搾った果汁をいったん濃縮し、それに水を加えて、もとの果汁の濃度に戻したものです。その果汁を発酵させて、ワインを作っているわけです。

私はこれまでこのワインを何度も飲んでいますが、亜硫酸塩が添加されたワインとは違って、フルーティでとても飲みやすく、のどをスーッと通る感じです。もちろんビン入りなので、プラスチック臭はありません

このほか、アルプスの［酸化防止剤無添加 信州コンコード］も、亜硫酸塩は使われていません。原材料は、信州産のブドウです。ちなみに、アルプスという会社は、以前から酸化防止剤無添加のワインを製造している会社で、それをずっと貫いています。

また、缶チューハイの中では、［キリン本搾りレモン］や［キリン本搾りグレープフルーツ］（麒麟麦酒）がオススメです。添加物は炭酸のみで、酸味料や香料など缶チューハイによく使われている添加物が使われていません。炭酸は、二酸化炭素のことであり、安全性に問題はありません。糖類も入っていないので、飲み口がすっきりしていて、胃に刺激がありません。

ただし、使われているレモンやグレープフルーツが、収穫された外国からそのまま

実の状態で日本に運ばれたものかどうか、という点が気になります。もしその場合、実に防カビ剤が使われている可能性が高いからです。そこで、麒麟麦酒に問い合わせると、「グレープフルーツやレモンは、海外で果汁にしたものを輸入して、お酒とブレンドしている」とのことでした。これなら防カビ剤が使われている心配はありません。

さらに、ノンアルコールでは、「グリーンズフリー」（麒麟麦酒）がオススメです。「オールフリー」や「アサヒドライゼロ」とは違って、アセスルファムKもカラメル色素も添加されていないからです。使用添加物は、炭酸のみです。「グリーンズフリー」を試飲してみましたが、香料が添加されていないのにビールの香りが強く、ホップの苦味も豊かな印象を受けました。

食べるならコレ!

危険な添加物を使っていない オススメ食品 パートⅡ

がんを予防するためには、
発がん性のある物質を避けることが大事です。
同じような食品でも、危険な添加物を含むものと、
含まないものがあります。
危険な添加物が使われていない、
安心・安全な食品を紹介します。

- ラーメン
- ワイン
- 缶チューハイ
- ノンアルコール
- 食パン
- 歯磨き剤
- ヨードうがい薬
- 栄養ドリンク
- 煮干し

ラーメン❶

マルちゃん正《せい》麺《めん》 旨塩味

東洋水産

ノンフライめんで
カラメル色素を含まず
生めんに近い食感

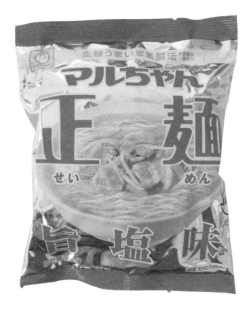

名称	即席中華めん
原材料名	めん（小麦粉（国内製造）、食塩、植物油脂、植物性たん白、卵白）、添付調味料（チキンエキス、食塩、ポークエキス、香味油脂、しょうゆ、野菜エキス、植物油、砂糖、香辛料、魚介エキス、たん白加水分解物、豚脂）／加工でん粉、調味料（アミノ酸等）、酒精、トレハロース、かんすい、炭酸カルシウム、レシチン、酸化防止剤（ビタミンC、ビタミンE）、増粘多糖類、香料、クチナシ色素
アレルギー表示	一部に小麦・卵・乳成分・ごま・大豆・鶏肉・豚肉・ゼラチンを含む

栄養成分表示
（1食・112gあたり）

- エネルギー……348kcal
- たんぱく質……9.7g
- 脂質……6.3g
- 炭水化物……63.2g
- 食塩相当量……6.0g

（めん1.6g、スープ4.4g）

詳しくは第5章（133ページ）へ

ラーメン❷

日清ラ王 柚子しお 淡麗

日清食品

カラメル色素を含まず ノンフライめんで さっぱり味

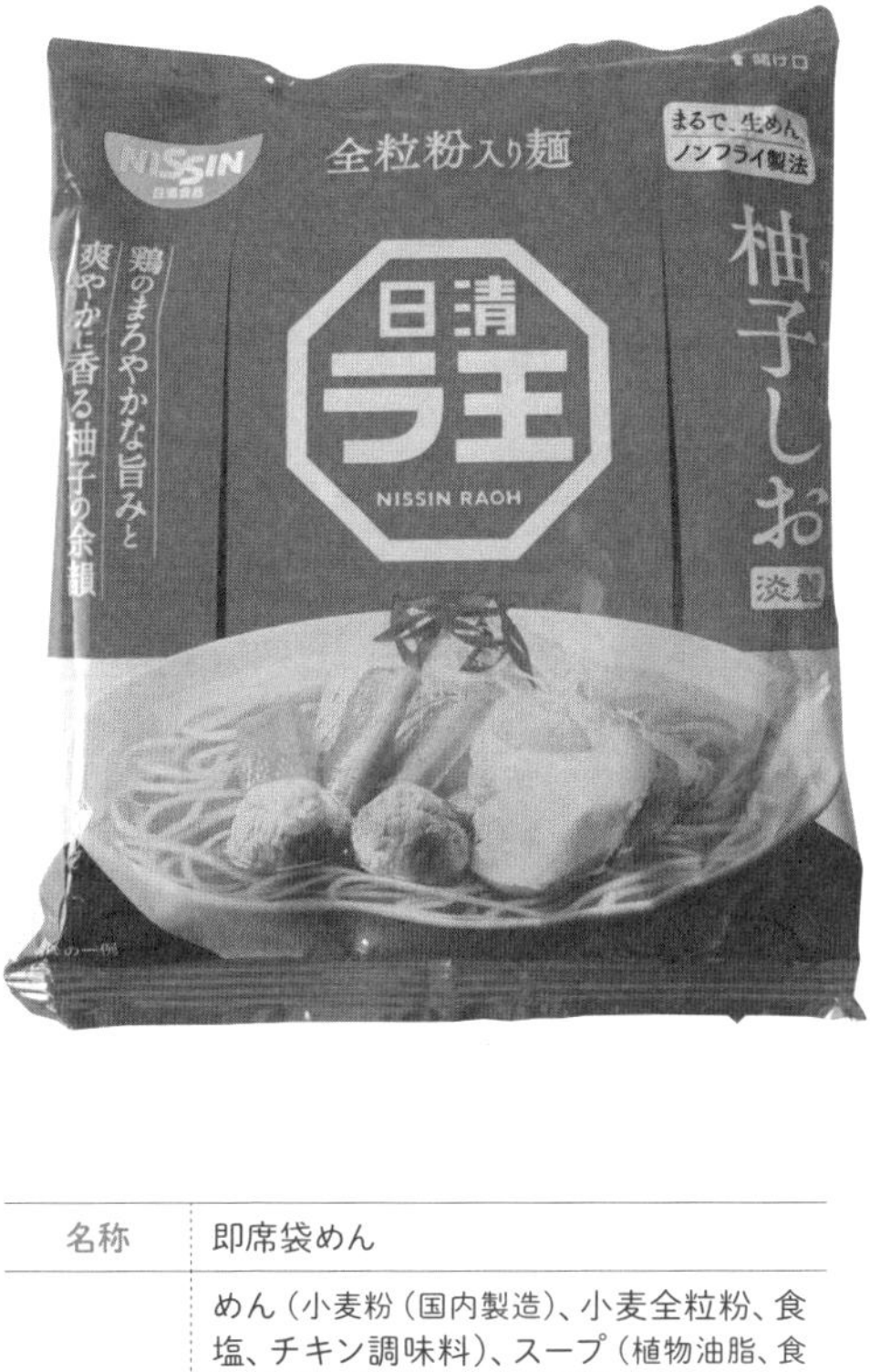

名称	即席袋めん
原材料名	めん（小麦粉（国内製造）、小麦全粒粉、食塩、チキン調味料）、スープ（植物油脂、食塩、糖類、香味油、魚介調味油、鶏脂、チキンエキス、魚介エキス、かつおぶし粉末、ゆず皮、こんぶエキス）/加工でん粉、かんすい、リン酸Ca、香料、調味料（アミノ酸等）、酸味料、酸化防止剤（ビタミンE）、増粘多糖類、カロチノイド色素、ビタミンB_2、ビタミンB_1
アレルギー表示	一部に小麦・卵・乳成分・さば・大豆・鶏肉・豚肉を含む

栄養成分表示
（1食・93gあたり）

- エネルギー……314kcal
- たんぱく質……6.8g
- 脂質……5.2g
- 炭水化物……59.9g
- 食塩相当量……5.4g
（めん・やくみ2.0g、スープ3.4g）

詳しくは第5章（133ページ）へ

熊本もっこすラーメン

五木食品

ノンフライめんで
カラメル色素を含まず
添加物は3種類と少ない

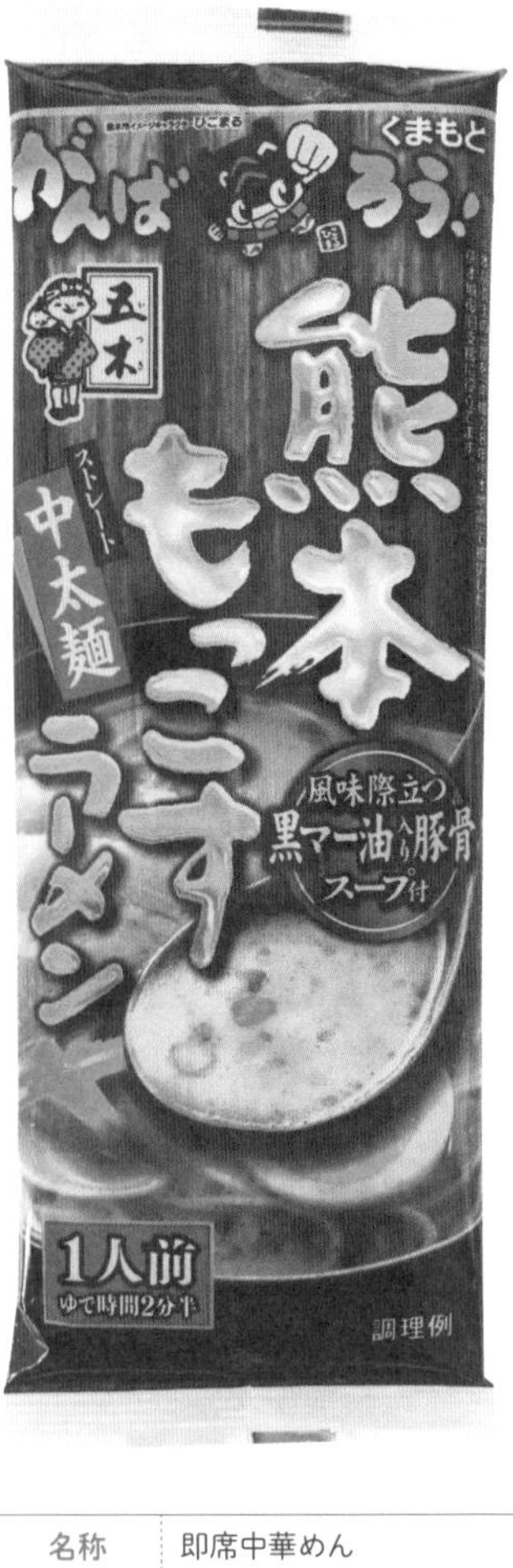

名称	即席中華めん
原材料名	めん(小麦粉、食塩)、畜肉エキス(ポーク、チキン)、醤油、動植物性油脂、野菜エキス、砂糖、食塩、魚介エキス、香辛料/調味料(アミノ酸等)、かんすい、クチナシ色素
アレルギー表示	一部に小麦・豚肉・鶏肉・ごま・大豆・乳成分・ゼラチンを含む

栄養成分表示
(1食・123gあたり)

- エネルギー……407kcal
- たんぱく質……14.9g
- 脂質……9.9g
- 炭水化物……64.6g
- 食塩相当量……6.3g
  (めん2.2g、スープ4.1g)

詳しくは第5章(133ページ)へ

麺づくり 鶏だし塩

東洋水産

カップめんでは珍しい
ノンフライめん
カラメル色素も不使用

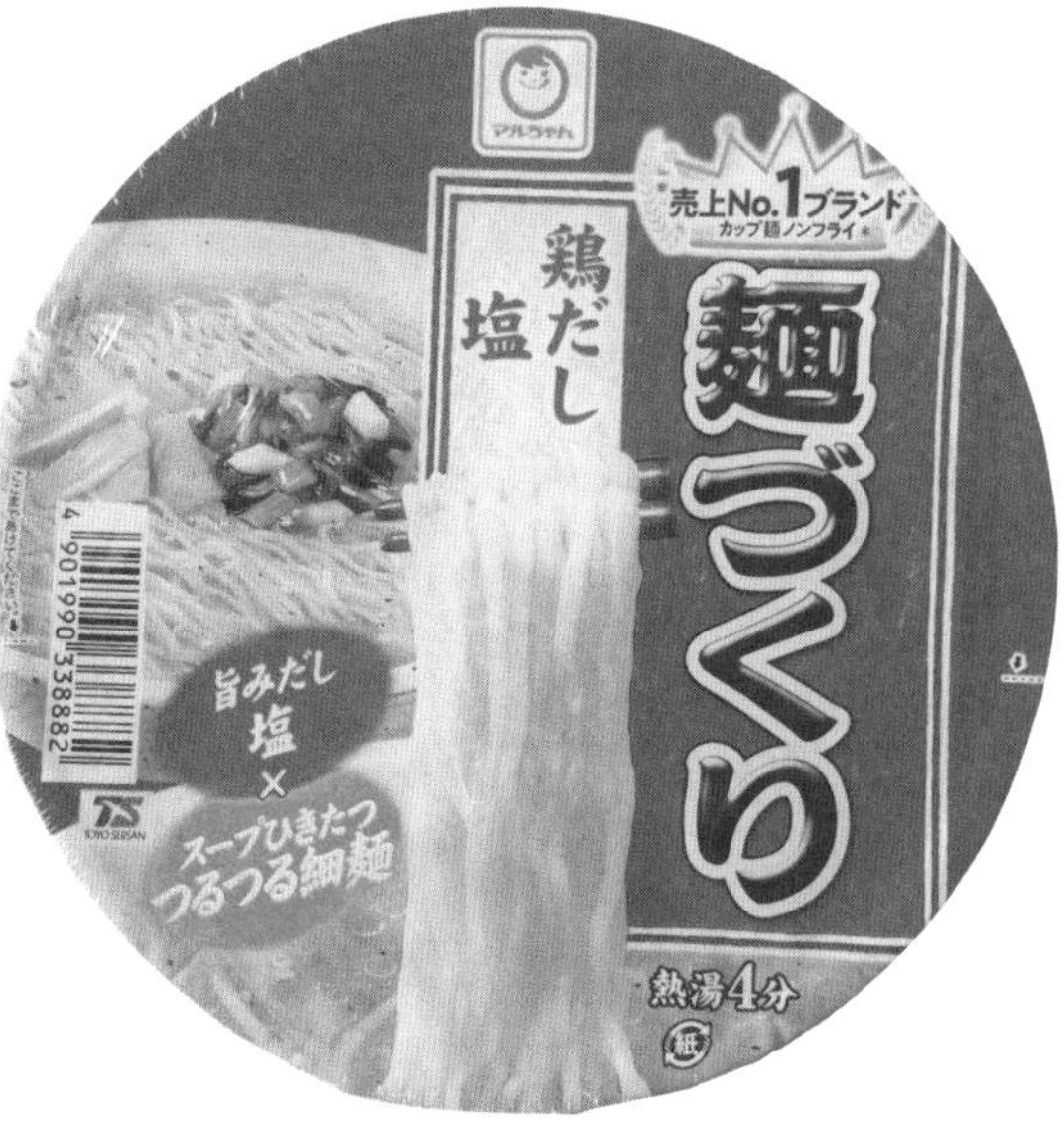

名称	即席カップめん
原材料名	めん（小麦粉（国内製造）、食塩、卵粉、たん白加水分解物）、添付調味料（ラード、チキンエキス、食塩、植物油、しょうゆ、ごま、たん白加水分解物、香味油脂、粉末野菜、デキストリン、香辛料、かつおエキス、砂糖、こんぶエキス、チキン風味パウダー、酵母エキス）、かやく（チンゲン菜、メンマ、ねぎ）／加工でん粉、調味料（アミノ酸等）、かんすい、炭酸カルシウム、酒精、レシチン、クチナシ色素、ビタミンB_2、酸化防止剤（ビタミンE）、ビタミンB_1、香料
アレルギー表示	一部に小麦・卵・乳成分・ごま・大豆・鶏肉・豚肉・ゼラチンを含む

栄養成分表示
（1食・87gあたり）

- エネルギー……311kcal
- たんぱく質……8.0g
- 脂質……7.5g
- 炭水化物……52.9g
- 食塩相当量……5.7g

（めん・かやく1.5g、スープ4.2g）

詳しくは第5章（133ページ）へ

ワイン❶

うれしいワイン 酸化防止剤無添加

ポリフェノールリッチ 赤 有機プレミアム

サッポロビール

酸化防止剤の亜硫酸塩を使用せず
有機栽培のイタリア産ブドウ果汁を使用
フルーティでスッキリとした飲み口

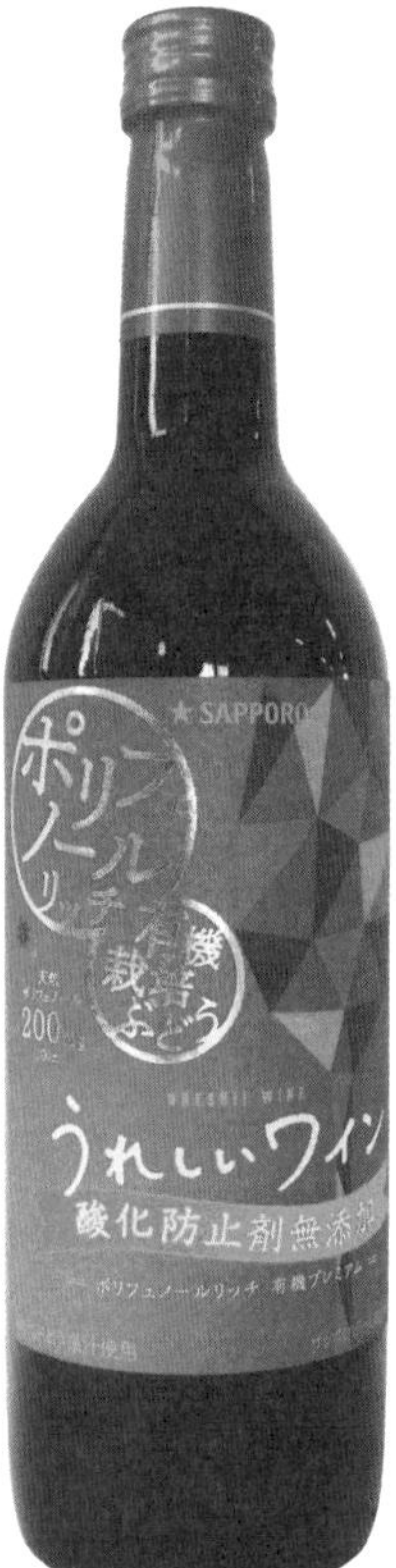

品目	果実酒（有機農産物加工酒類）
原材料名	有機濃縮還元ぶどう果汁（イタリア産）
アルコール分	10%
内容量	720ml

栄養成分表示
（100mlあたり）

- エネルギー……76kcal
- たんぱく質……0.2g
- 脂質……0g
- 炭水化物……2～7g
- 食塩相当量……0～0.8g

詳しくは第6章（147ページ）へ

酸化防止剤無添加
信州コンコード

アルプス

酸化防止剤の亜硫酸塩を使用せず
信州産のコンコードぶどうを100％使用
長年、無添加ワインを製造してきた会社の逸品

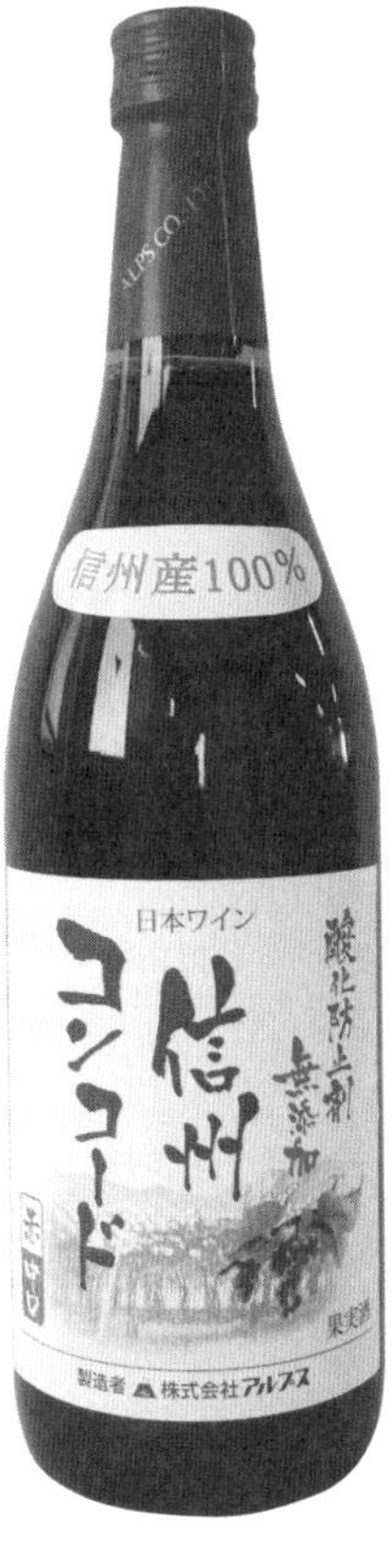

品目	日本ワイン
原材料名	ぶどう（信州産）
アルコール分	12％
内容量	720ml

詳しくは第6章（147ページ）へ

キリン本搾りレモン

麒麟麦酒

香料・酸味料無添加
糖類も合成甘味料も使わず
スッキリとした飲み口

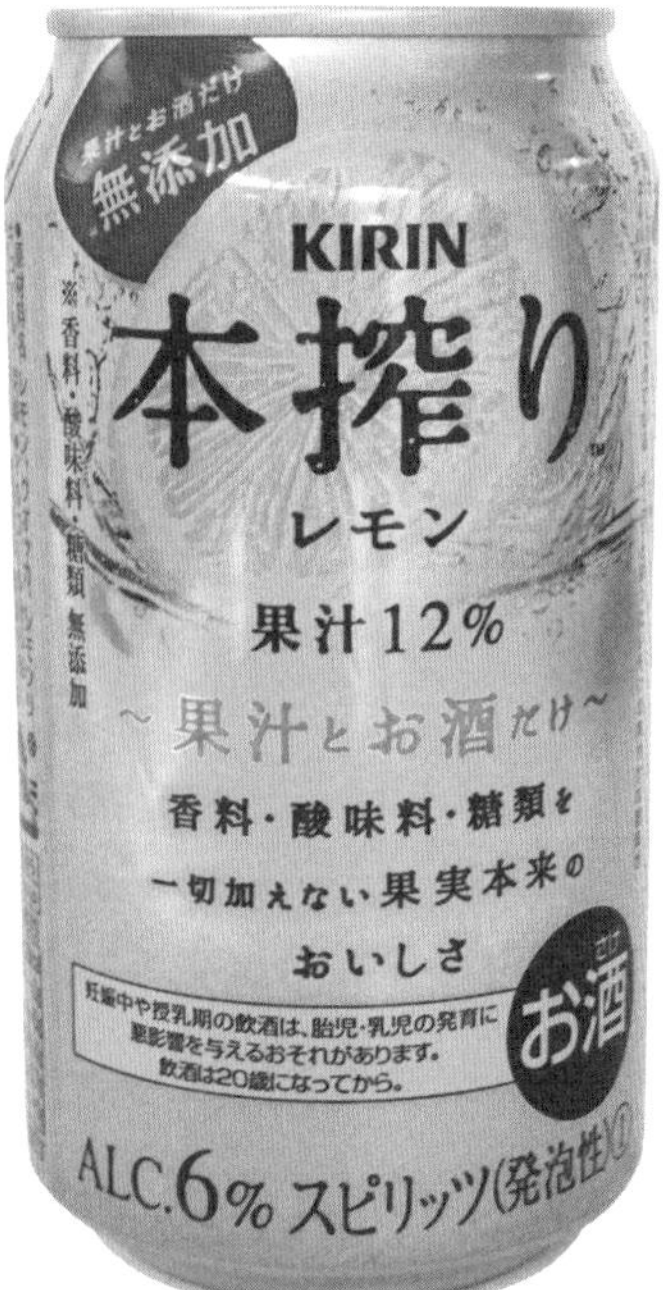

原材料名	レモン、ウオッカ、レモンリキュール／炭酸
アルコール分	6%
内容量	350ml

栄養成分表示
（100mlあたり）

- エネルギー……38kcal
- たんぱく質……0g
- 脂質……0g
- 炭水化物……0.2〜1.4g
- 食塩相当量……0g

詳しくは第6章（147ページ）へ

キリン本搾り グレープフルーツ

麒麟麦酒

香料・酸味料・合成甘味料無添加
グレープフルーツとウオッカを使用
グレープフルーツの味が活きている

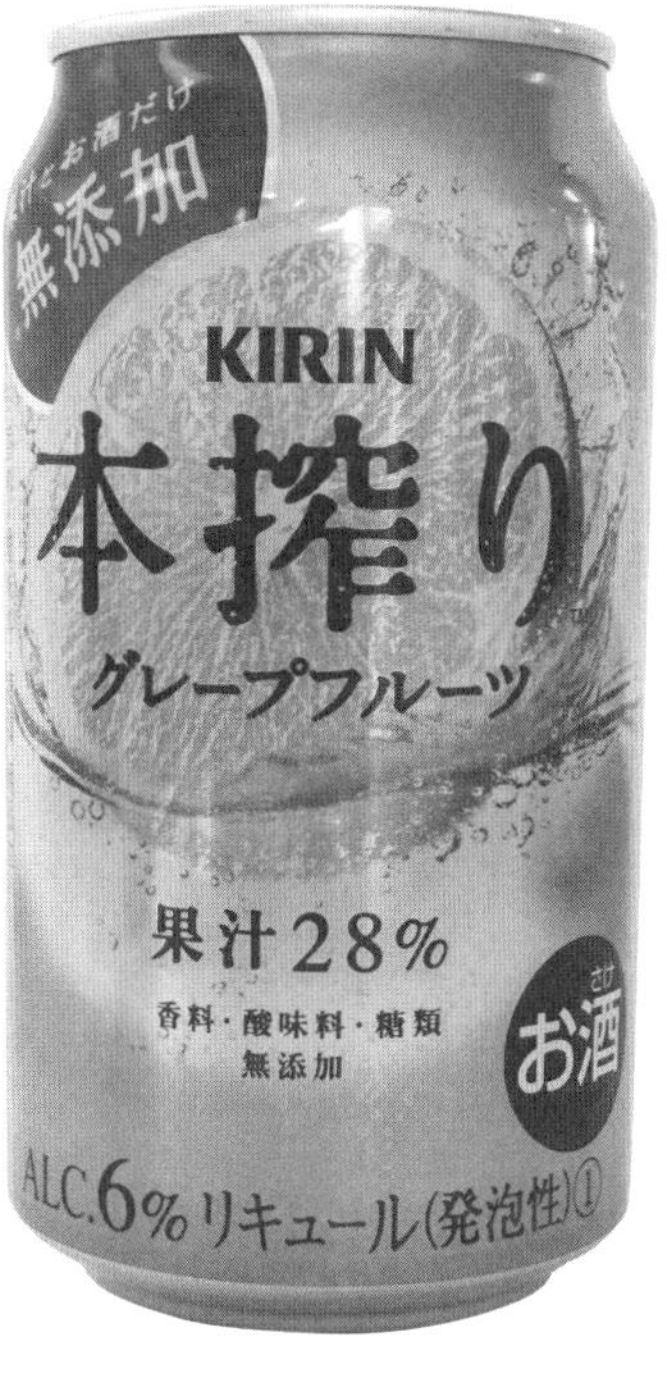

原材料名	グレープフルーツ、ウオッカ/炭酸
アルコール分	6%
内容量	350ml

栄養成分表示
（100mlあたり）

- エネルギー……45kcal
- たんぱく質……0g
- 脂質……0g
- 炭水化物……2.6g
- 食塩相当量……0g

詳しくは第6章（147ページ）へ

ノンアルコール❶

グリーンズフリー

麒麟麦酒

合成甘味料を使用せず
添加物は炭酸のみ
ホップの苦味が活きている

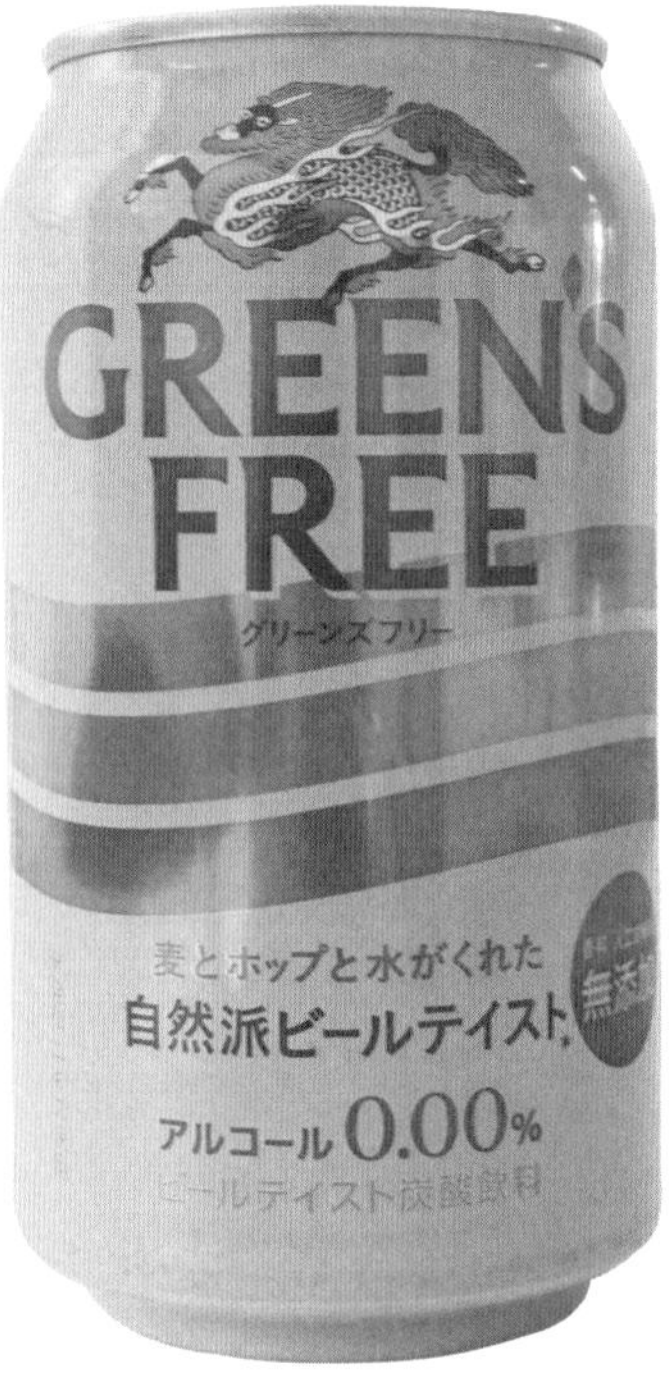

原材料名	麦芽（外国製造）、大麦、米発酵エキス、ホップ／炭酸
内容量	350ml

栄養成分表示（100mlあたり）

- エネルギー……9kcal
- たんぱく質……0.1g
- 脂質……0g
- 炭水化物……2.2g
- 食塩相当量……0～0.02g

詳しくは第6章（147ページ）へ

ノンアルコール❷

ウメッシュノンアルコール

チョーヤ梅酒

合成甘味料を使用せず
添加物は炭酸のみ
ほんのり甘いスッキリ味

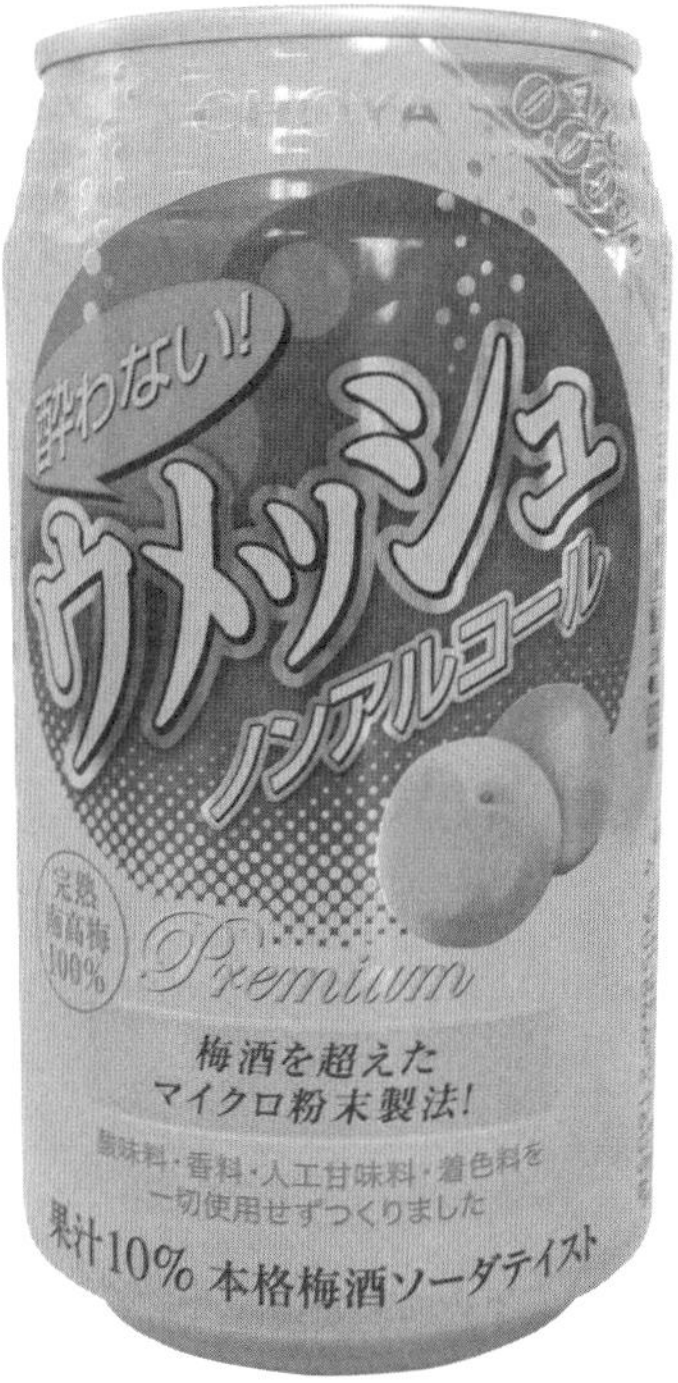

原材料名	梅（紀州産南高梅）、砂糖、梅抽出液（梅〈紀州産南高梅〉、砂糖、梅種子粉末）/炭酸
内容量	350ml

栄養成分表示
（100mlあたり）

- エネルギー……42kcal
- たんぱく質……0g
- 脂質……0g
- 炭水化物……10.4g
- 食塩相当量……0g

詳しくは第6章（147ページ）へ

ミミまでおいしい セブンブレッド

セブン&アイ・ホールディングス

添加物は不使用
マーガリンも使っていないので
トランス脂肪酸の心配もない

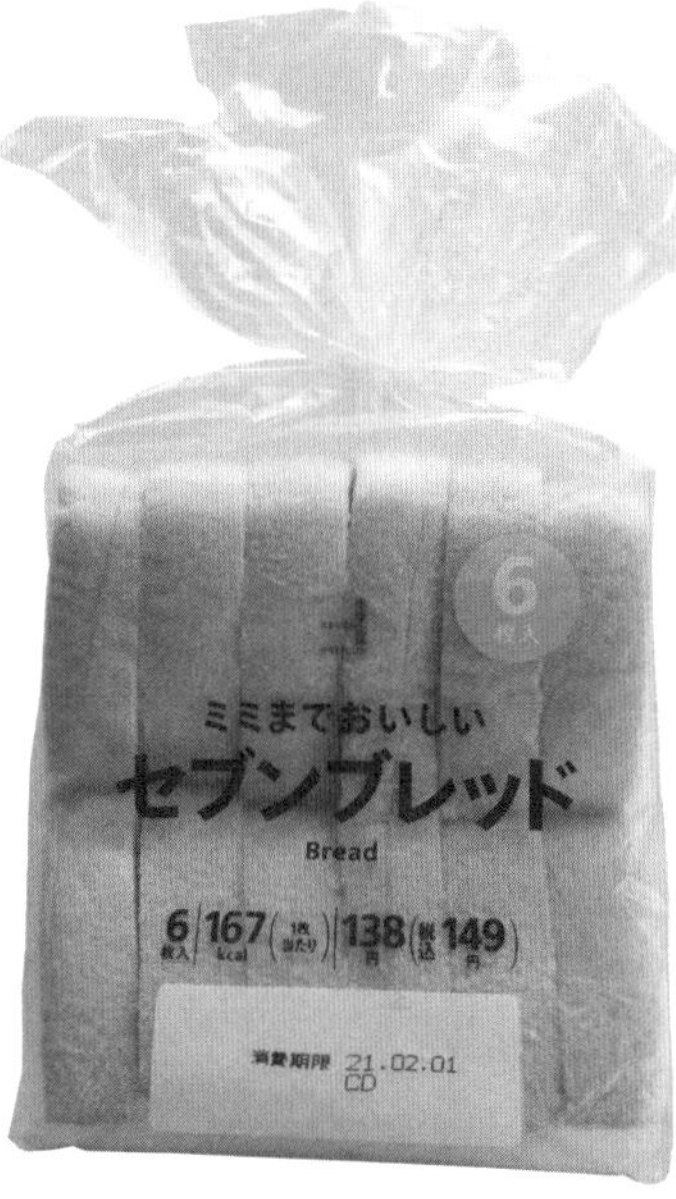

名称	食パン
原材料名	小麦粉（国内製造）、砂糖、食用調合油（なたね油、オリーブ油）、食塩、パン酵母、発酵種、バター、小麦ふすま
アレルギー表示	一部に乳成分・小麦・大豆を含む
内容量	6枚

栄養成分表示
（1枚あたり）

- エネルギー……167kcal
- たんぱく質……6.0g
- 脂質……3.2g
- 炭水化物……29.3g
- 食塩相当量……0.7g

詳しくは第7章（183ページ）へ

食パン❷

低温長時間発酵 しっとり食パン

セブン&アイ・ホールディングス

添加物を使用せず 一つ100円(税別)と リーズナブル

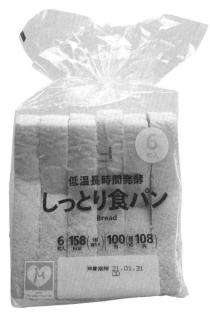

名称	食パン
原材料名	小麦粉、砂糖混合ぶどう糖果糖液糖、マーガリン、パン酵母、食塩、発酵風味料
アレルギー表示	一部に乳成分・小麦・大豆を含む
内容量	6枚

栄養成分表示(1枚あたり)

- エネルギー……158kcal
- たんぱく質……6.0g
- 脂質……2.3g
- 炭水化物……28.9g
- 食塩相当量……0.7g

☞ 詳しくは第7章(183ページ)へ

パスコ 超熟

敷島製パン

マーガリン使用だが
トランス脂肪酸は少量
添加物は使用せず

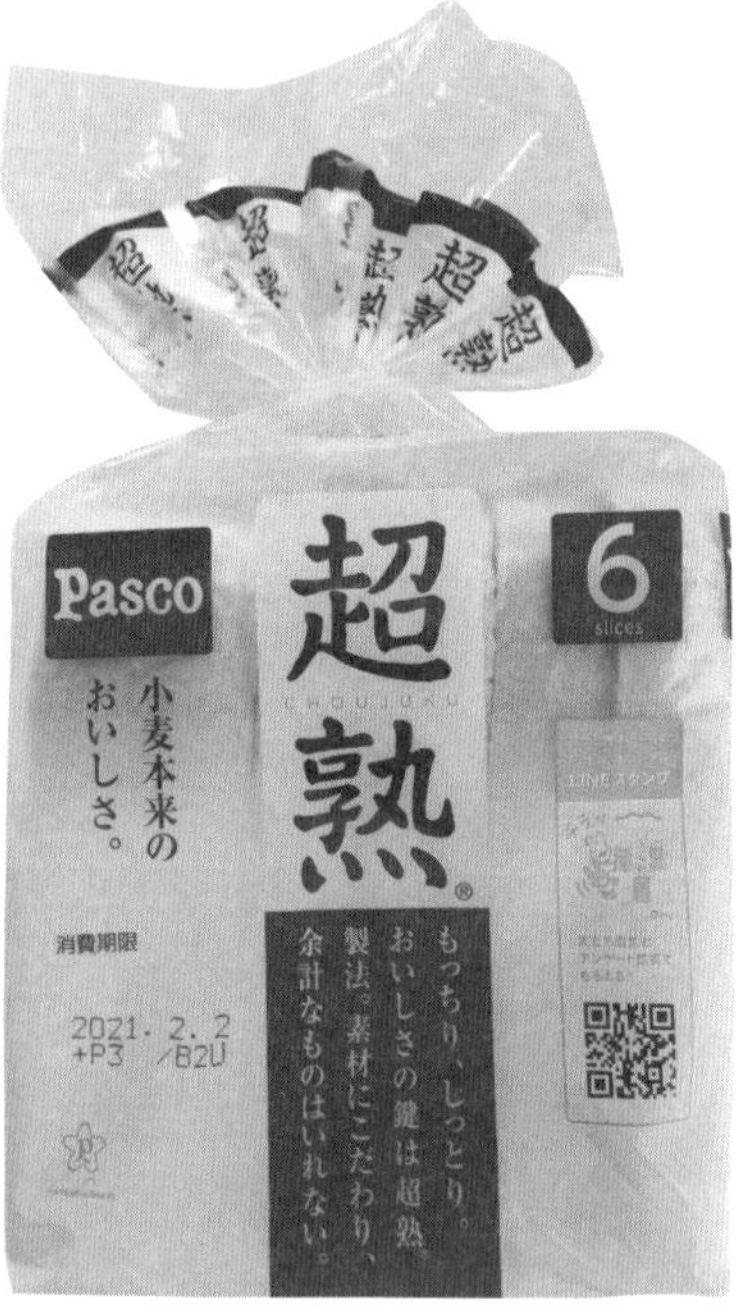

原材料名	小麦粉（国内製造）、砂糖、バター入りマーガリン、パン酵母、食塩、米粉、醸造酢
アレルギー表示	一部に小麦・乳成分を含む
内容量	6枚

栄養成分表示
（1枚あたり）

- エネルギー……164kcal
- たんぱく質……4.9g
- 脂質……2.6g
- 炭水化物……30.3g
- 食塩相当量……0.7g

詳しくは第7章（183ページ）へ

歯磨き剤

シャボン玉 せっけんハミガキ

シャボン玉石けん

合成界面活性剤を含まず
保存料も含まず
刺激がほとんどない

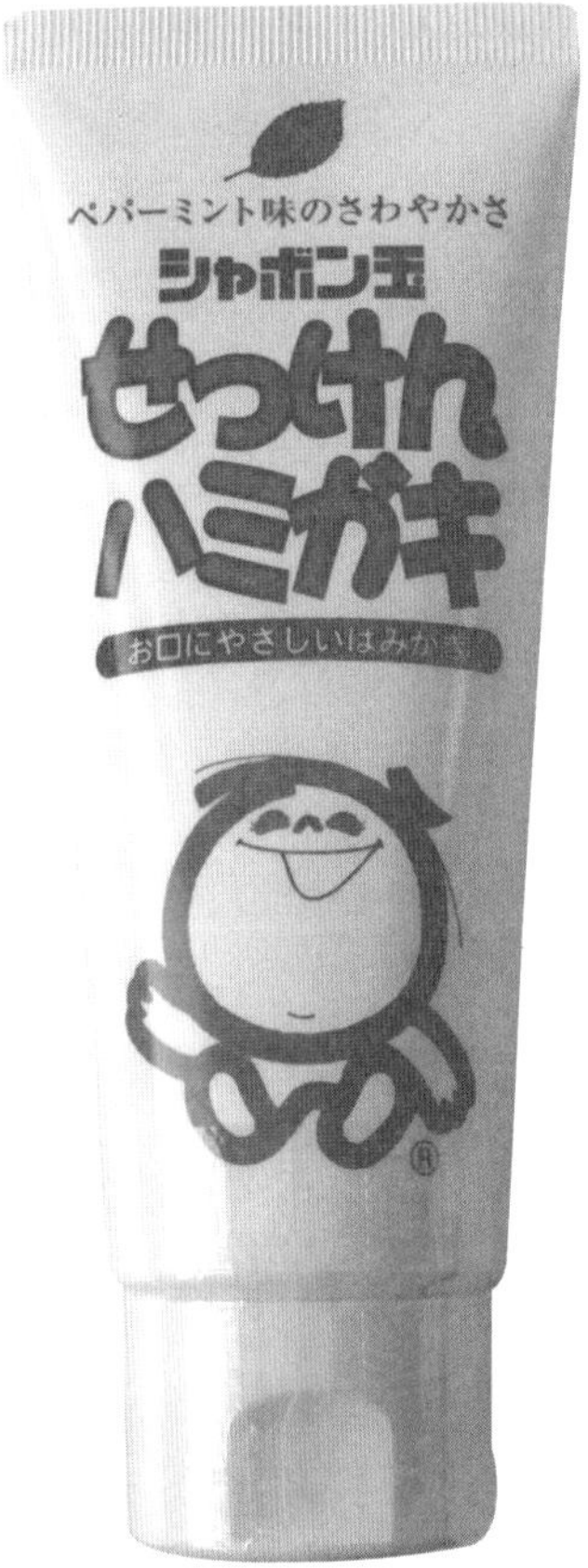

成分	炭酸Ca（清掃剤）、水、ソルビトール（湿潤剤）、シリカ（清掃剤）、石ケン素地（発泡剤）、ベントナイト、セルロースガム（粘結剤）、香料（ペパーミント）
内容量	140g

詳しくは第8章（197ページ）へ

ヨードうがい薬

コサジン・ガーグル うがい薬（第3類医薬品）

大洋製薬

サッカリンNaを含まず使用している添加物は安全性が高い

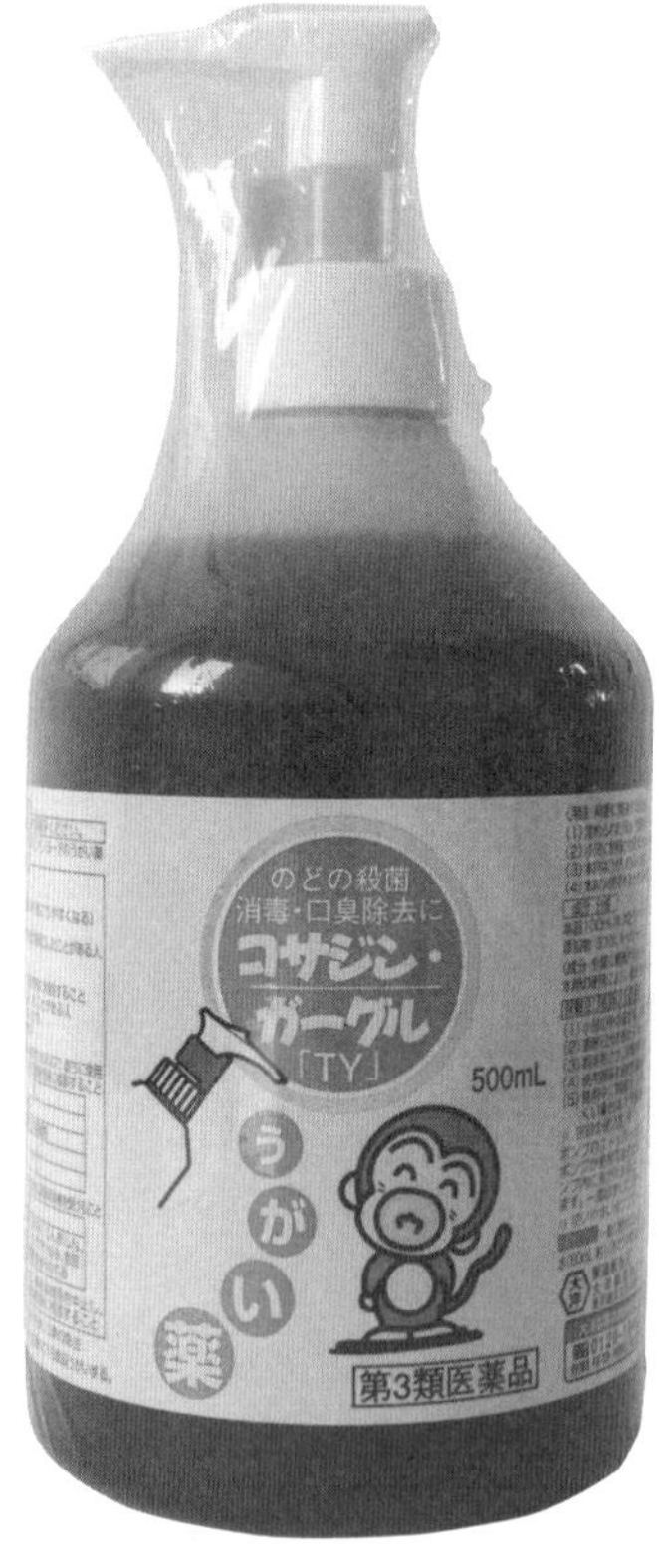

成分	(100ml中）ポビドンヨード7g（有効ヨウ素0.7g)
添加物	ヨウ化K、l-メントール、ユーカリ油、エタノール、プロピレングリコール、グリセリン

詳しくは第8章（197ページ）へ

オロナミンCドリンク

大塚製薬

保存料を使わず
添加物は安全性の高い
栄養強化剤がほとんど

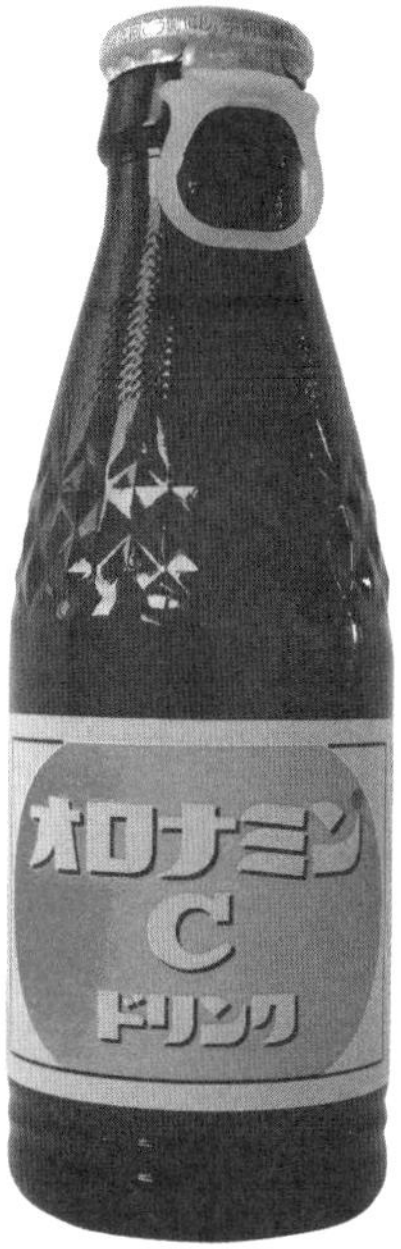

名称	炭酸飲料
原材料名	糖類（砂糖（国内製造）、ぶどう糖果糖液糖）、ハチミツ、食塩/炭酸、香料、ビタミンC、クエン酸、カフェイン、ナイアシンアミド、ビタミンB6、ビタミンB2、溶性ビタミンP、イソロイシン、トレオニン、フェニルアラニン、グルタミン酸Na

栄養成分表示（1本・120ml あたり）

- エネルギー……79kcal
- たんぱく質……0g
- 脂質……0g
- 炭水化物……19g
- 食塩相当量……0g

詳しくは第9章（211ページ）へ

栄養ドリンク❷

デカビタC

サントリーフーズ

保存料を使わず添加物は栄養強化剤がほとんど

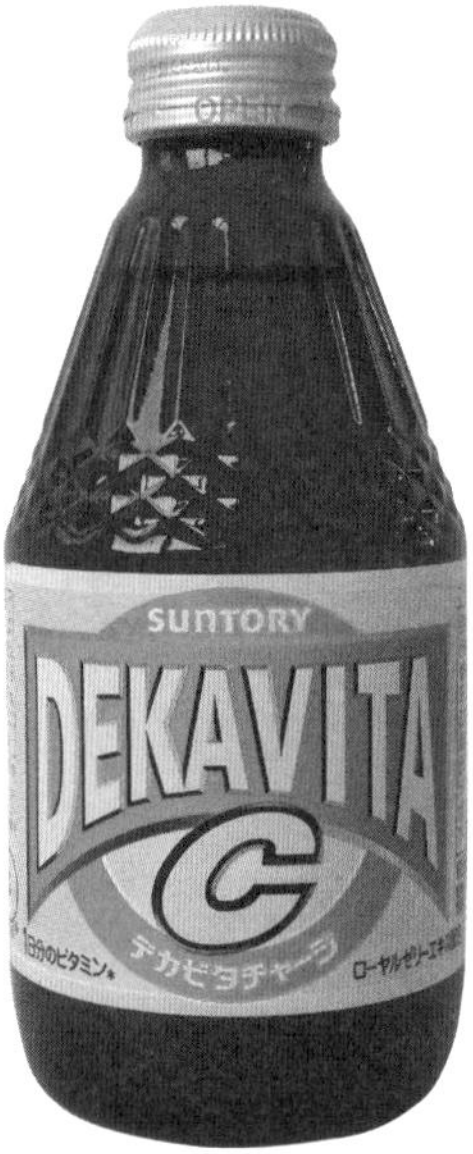

名称	炭酸飲料
原材料名	糖類（果糖ぶどう糖液糖、砂糖）、ローヤルゼリーエキス／炭酸、酸味料、香料、ビタミンC、ナイアシンアミド、カフェイン、パントテン酸Ca、溶性ビタミンP、ビタミンB_1、ビタミンB_6、ビタミンB_2、スレオニン、グルタミン酸Na、β-カロチン、ビタミンB_{12}
内容量	210ml

栄養成分表示
（100mlあたり）

- エネルギー……54kcal
- たんぱく質……0g
- 脂質……0g
- 炭水化物……13.5g
- 食塩相当量……0.01g

詳しくは第9章（211ページ）へ

煮干し❶

ヤマキ にぼし

ヤマキ産業

安全なビタミンEを使用
原材料は、日本近海のかたくちいわし
および食塩のみ

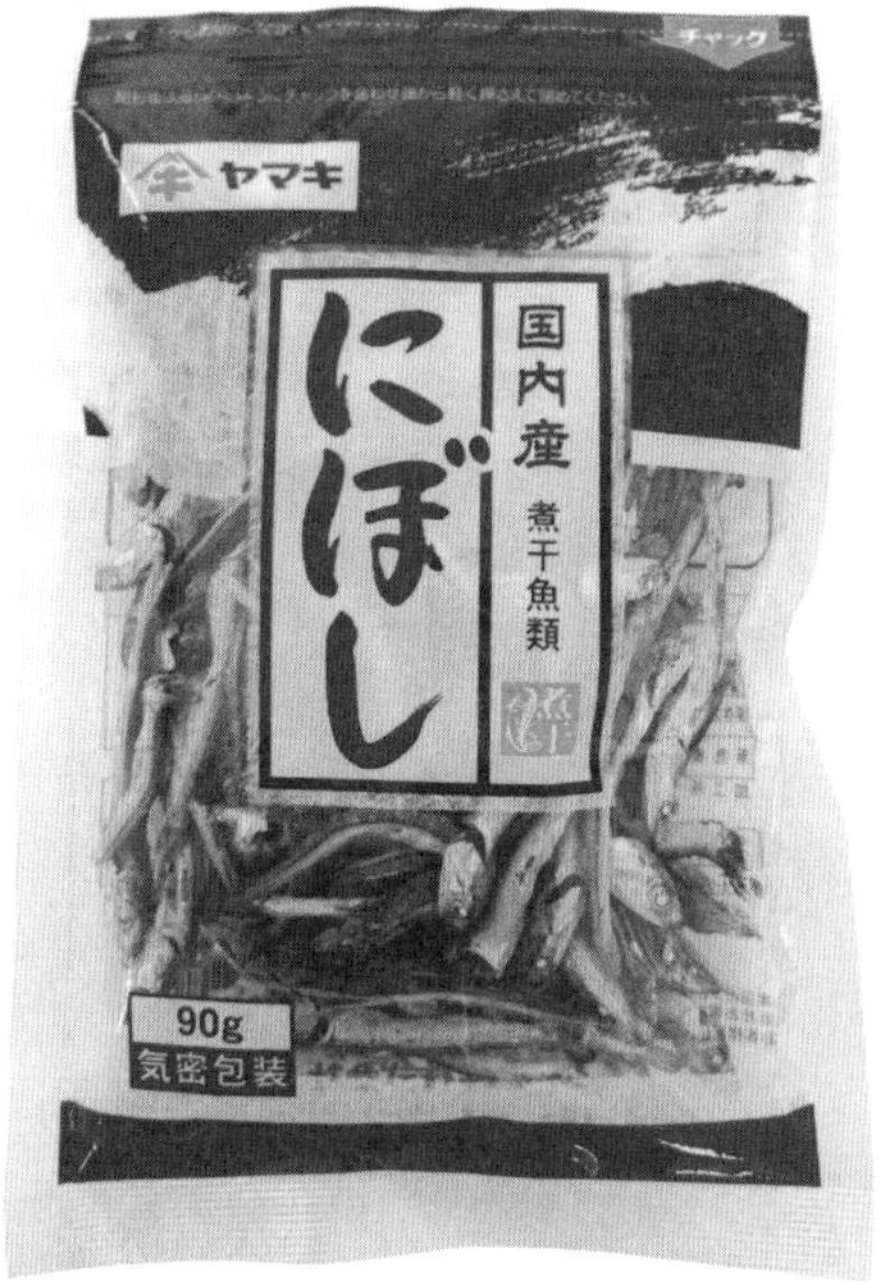

名称	煮干魚類
原材料名	かたくちいわし（国内産）、食塩／酸化防止剤（ビタミンE）
内容量	90g

栄養成分表示
（100gあたり）

- エネルギー……286kcal
- たんぱく質……57.2～69.0g
- 脂質……1.4～5.9g
- 炭水化物……0～1.2g
- 食塩相当量……1.5～8.0g

詳しくは第9章（211ページ）へ

無選別煮干し

フジサワ

安全なビタミンEを使用
日本近海でとれたかたくちいわし
および食塩のみの製品

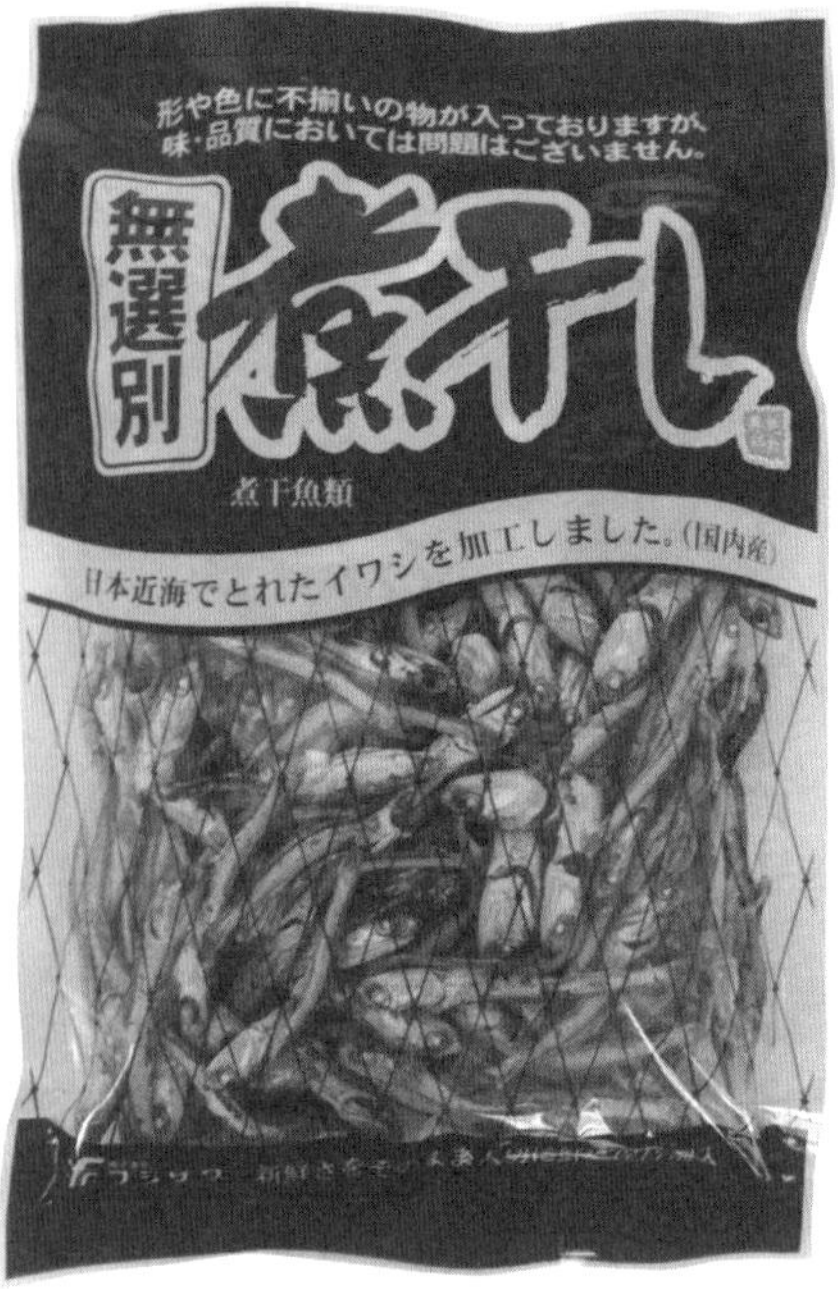

名称	煮干魚類
原材料名	かたくちいわし（国内産）、食塩／酸化防止剤（ビタミンE）
内容量	140g

栄養成分表示
（100gあたり）

- エネルギー……332kcal
- たんぱく質……64.5g
- 脂質……6.2g
- 炭水化物……0.3g
- 食塩相当量……4.3g

詳しくは第1章（211ページ）へ

味のカクサ にぼしをたべよう

カクサ

ビタミンEを使用
1袋にカルシウム1540mg
食べる煮干し

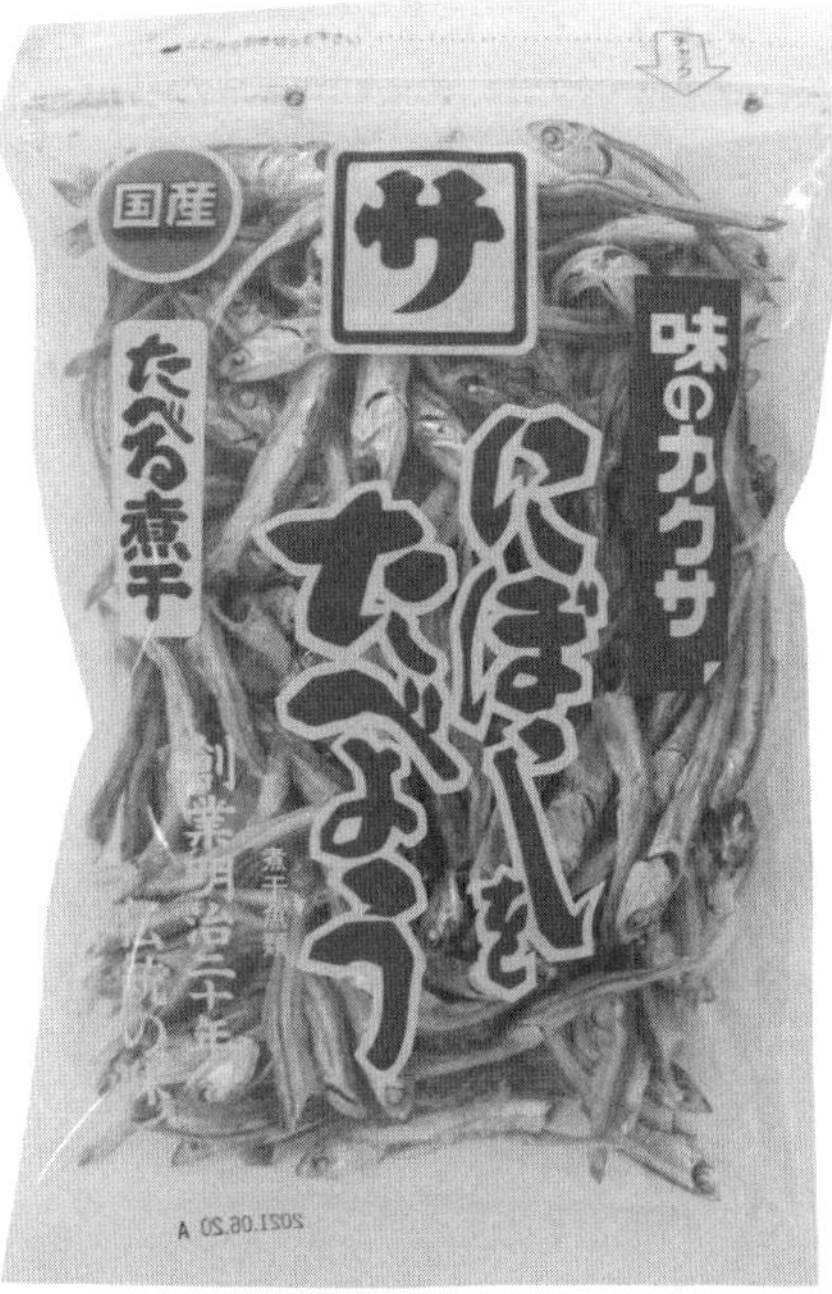

名称	煮干魚類
原材料名	かたくちいわし（国産）、食塩／酸化防止剤（ビタミンE）
内容量	70g

栄養成分表示
（1袋・70gあたり）

- エネルギー……232.4kcal
- たんぱく質……45.2g
- 脂質……4.3g
- 炭水化物……0.2g
- 食塩相当量……3.0g

詳しくは第9章（211ページ）へ

塩無添加 こだわりのたべるにぼし

ヤマホン

添加物不使用
食塩も不使用
国内産かたくちいわしのみ

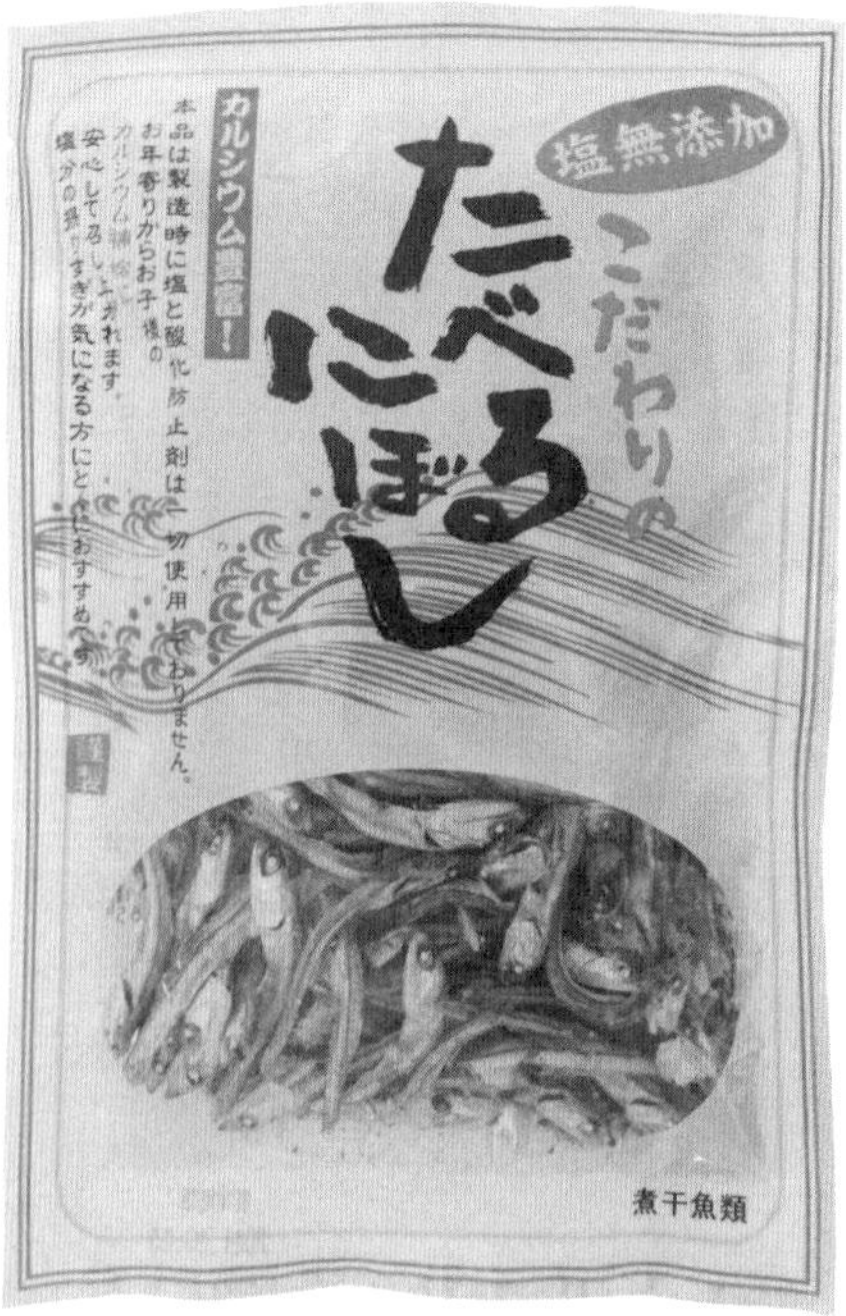

名称	煮干魚類
原材料名	かたくちいわし（国内産）
内容量	45g

栄養成分表示
（100gあたり）

- エネルギー……328kcal
- たんぱく質……69.4g
- 脂質……5.6g
- 炭水化物……0.1g
- 食塩相当量……1.6g

詳しくは第9章（211ページ）へ

第7章

山崎製パンの「超芳醇」や「ランチパック」は食べてはいけない

発がん性物質をあえて使う山崎製パン

「このパンには発がん性物質が添加されているが、ほとんど残留していないので安全です」といわれて、あなたはそのパンを抵抗なく食べられるでしょうか？

実はこうしたパンがコンビニやスーパーなどで大々的に売られているのです。それは山崎製パンの「ランチパック」です。さらに、同社の食パン「超芳醇」や「モーニングスター」にも、発がん性物質が使われているのです。

その発がん性物質とは、小麦粉改良剤の臭素酸カリウムです。ラットに対して、臭素酸カリウムの濃度が０・０２５％と０・05％の飲料水を１１０週間与えた実験では、腎臓の細胞に腫瘍が、さらに腹膜中皮腫というがんが、高い割合で発生しました。つまり、臭素酸カリウムには、明らかに発がん性があるのです。

スマホやパソコンで「山崎製パン臭素酸カリウム」で検索し、同社のホームページにある「小麦粉改良剤『臭素酸カリウム』による角型食パンの品質改良について」というページ内の「1．食品衛生法で定められた臭素酸カリウムの使用基準等と使用製品について」をクリックして開いてみてください。そこには次のように書かれています（2021年3月14日現在）。

「当社では、角型食パンの品質改良のため、以下の製品に小麦粉改良剤の臭素酸カリウムを使用します。

(1)「超芳醇」、「特撰 超芳醇」
(2)「モーニングスター」 ＊北海道地区は除く
(3)ランチパック用食パン（全粒粉食パンは除く）＊北海道地区は除く
(4)ヤマザキブランドのサンドイッチ製品に使用される角型食パン（全粒粉食パンは除く）＊北海道地区は除く」

前述のように臭素酸カリウムは、発がん性が認められている化学合成物質です。それを山崎製パンでは、あえて使っているのです。その主な理由は、「臭素酸カリウムによりグルテンの伸展性が促進され食パンの品質が大きく改善される」からだといいます。**しかし、発がん性がわかっている化学合成物質をあえて製品に使うという姿勢からは、消費者を無視して、利益ばかりを優先させるこの会社の体質が垣間見えます。**

臭素酸カリウムについては、食品衛生法に基づく添加物の使用基準で、「最終食品の完成前に分解又は除去すること」と定められています。発がん性が認められているため、食品に残存することは許されていないのです。しかし、この基準を守っていたとしても、こうした危険な化学合成物質を使うこと自体が問題なのです。

過去に臭素酸カリウムの使用をやめている

実は山崎製パンでは、臭素酸カリウムのパンへの使用を、過去に2度もやめているのです。そして、再び使用を開始し、今もそれを続けているのです。その経緯については、私も深く関わっているので、それらをお話ししたいと思います。

臭素酸カリウムが、小麦粉改良剤として使用が認められたのは、１９５３年のことです。**ところが１９７６年、当時の厚生省が、臭素酸カリウムに変異原性があると発表しました。変異原性とは、遺伝子を突然変異させたり、染色体を切断するなどの作用を持つことです。これは、正常な細胞に突然変異を起こし、がん細胞に変化させる可能性を示しています。**そこで、当時の消費者団体は、厚生省に対して、臭素酸カリウムの使用を禁止するように要求しました。この頃は、学校給食のパンにも臭素酸カリウムが使われていたため、母親たちからも禁止を求める声が高まりました。

ところが、厚生省はそれを受け入れませんでした。「動物実験で発がん性が確認されたのならともかく、変異原性だけでは使用禁止はできない」というのが、その理由でした。

しかし、消費者団体と母親たちの勢いはいっこうに収まりませんでした。そこで、大手パンメーカーの団体である「日本パン工業会」は１９８０年11月、臭素酸カリウムの使用をやめることを決定し、加盟する27社がそれに従い、山崎製パンもその使用をやめたのです。さらに中小のパンメーカーも使用をやめていったのです。

その後、前述のように動物実験で、臭素酸カリウムに発がん性のあることが確認されました。消費者団体や母親たちの主張は正しかったのです。

ただしこの際、厚生省は、なぜか臭素酸カリウムの使用を全面的には禁止しませんでした。「最終食品の完成前に分解又は除去すること」という条件付きで、パンに限って小麦粉処理剤としての使用を引き続き認めたのです。

その後、1992年にFAO（国際連合食糧農業機関）とWHO（世界保健機関）の合同食品添加物専門家会議（JECFA）が、「臭素酸カリウムを小麦粉改良剤として使用するのは不適当」という結論を出しました。そのため、厚生省はパン業界に使用の自粛を要請し、パン業界では臭素酸カリウムの使用を全面的にやめたのです。

ちなみに、臭素酸カリウムを使うのが困難になってからは、それに代わってビタミンCが使われるようになりました。ビタミンCは、小麦に含まれるグルテンに作用して、パン生地をきめ細かくソフトにする働きがあるからです。

再び臭素酸カリウムを使い始める

ところが、臭素酸カリウムの使用をあきらめなかったパンメーカーがありました。それこそが山崎製パンなのです。同社では、臭素酸カリウムの使用再開を果たそうと、残存量の検査を行なう方法を研究してその技術を厚生省に提供し、同省も分析法を研究し、ついにその技術が確立されました。それは、焼きあがったパンに残存している臭素酸（臭素酸カリウムを構成する物質）が0・5ppb未満（ppbは10億分の1を表す濃度の単位）であることを確認する方法でした。

厚生省では、この分析法によって、臭素酸の残存量が0・5ppb未満であることが確認できれば、「臭素酸カリウムが除去できた」という判断をすることにしました。そして、2003年3月、「食品中の臭素酸カリウム分析法について」という通知を、各都道府県に出しました。そのため、この分析法によって残存量が0・5ppb未満であることが確認できれば、臭素酸カリウムが使えるようになったのです。

そこで、山崎製パンでは、この条件をクリアしたということで、2004年6月から臭素酸カリウムを使用した［国産小麦食パン］と［サンロイヤル ファインアローマ］という食パンを発売し始めました。

この事実を知った私は、強い危機感を覚えました。なぜなら、このままでは臭素酸カリウムが山崎製パンのほかの食パンにも使われるようになってしまい、さらにほかの製パン会社も臭素酸カリウムを使う流れになってしまうからです。そうなったら、安心して市販の食パンを食べられなくなってしまいます。

実際にその後、山崎製パンでは、［ヤマザキ食パン］［サンロイヤル サンアローマ］［芳醇］［超芳醇］［特撰 超芳醇］などほとんどの食パン、さらに「ランチパック」にも臭素酸カリウムを使うようになりました。

そこで、私は『週刊金曜日』２００６年10月８号で、臭素酸カリウムを食パンに使用することの危険性を指摘しました。さらに、２００８年３月に『ヤマザキパンはなぜカビないか』（緑風出版刊）を出版し、臭素酸カリウムの危険性とそれを使う山崎製パンの企業姿勢を批判しました。

この本が出版されてから約４か月後の２００８年７月23日には、関西の消費者団体である「安全食品連絡会」の主催で、山崎製パンの３人の社員と私とで討論会が行なわれました。そこでは、当然ながら社員たちは、臭素酸カリウムの必要性と、パンに残存する臭素酸が０・５ｐｐｂ未満であれば安全性に問題はないという主張を行ないました。

一方、私は工場で生産する食パンすべてについて臭素酸の残存量が０・５ｐｐｂ未満かはわからないし、そもそも発がん性が認められている臭素酸カリウムを使うこと自体が間違っていると主張し、議論は平行線をたどりました。

その後、山崎製パンは、方針を転換することになります。新しく発売した食パンに臭素酸カリウムの使用をやめたのです。２０１１年10月に発売された食パンの［モーニングスター］、２０１２年2月に発売された［ロイヤルブレッド］には臭素酸カリウムを使用しませんでした。さらにその後、［芳醇］［超芳醇］［特撰 超芳醇］についても、臭素酸カリウムの使用をやめ、ついに［ランチパック］についても使用をやめたのです。

今回は臭素酸カリウムの使用について、何の表示もない

ところが、同社は２０２０年3月から、［超芳醇］や［特撰 超芳醇］などに再び臭素酸カリウムを使い始めたのです。しかも、それらの製品に臭素酸カリウムを使っていることを一切表示していないのです。

以前、［超芳醇］や［特撰 超芳醇］などに臭素酸カリウムを使っていた際には、その包装に「本製品は品質改善と風味の向上のため臭素酸カリウムを使用しております。

その使用量並びに残存に関しては厚生労働省の定める基準に合致しており、第三者機関（日本パン技術研究所）による製造所の確認と定期検査を行なっております」と表示していました。

ところが、2020年3月から売り出した、臭素酸カリウム使用の「超芳醇」「特撰超芳醇」、さらに「ランチパック」にはこうした表示は一切ありません。その理由について、同社では次のように述べています。

「角型食パンで使用する小麦粉改良剤の臭素酸カリウムは、最終食品の完成前に分解され製品中には残存しないため、食品表示法（食品表示基準）に定められた加工助剤に当り、表示は免除されます。そのため商品パッケージの原材料名欄には表示していません。」

前述のように臭素酸カリウムについては、「最終食品の完成前に分解又は除去すること」という使用基準がありますが、この場合、臭素酸カリウムは加工助剤とみなされ、表示は免除されます。したがって、臭素酸カリウムを使っていることを表示しなくても、法律に違反していることにはなりません。

しかし、2004年6月に「国産小麦食パン」と「サンロイヤル ファインアローマ」を発売し始めた時には、臭素酸カリウムの使用を前述のように表示して、消費者に知らせていたのです。ところが、今はその表示を行なっていないのです。これは明らかに消費者の知る権利を無視したものといえるでしょう。

山崎製パンでは、現在販売している［超芳醇］［特撰 超芳醇］［モーニングスター］それから［ランチパック］に使われている食パンの場合、臭素酸の残存量は、検出限界の0・5ppbでは「検出せず」としていますが、それは臭素酸カリウムがまったくのゼロということではありません。あくまで0・5ppb未満ということです。

さらに、それらの製品は、毎日機械で大量に生産されていますが、すべてをチェックすることは不可能です。したがって、製品すべての臭素酸が0・5ppb未満であるかどうかはわからないことになります。

一般に放射線や発がん性物質の場合、細胞の遺伝子に作用して、それを変異させる可能性があるため、しきい値（これ以下なら安全という数値）はありません。つまり、これ以下なら安全という数値はないのです。したがって、0・5ppb未満だったとしても安全とはいえないのです。

山崎製パン以外のメーカーは臭素酸カリウムを使っていない

今のところ、パンの製造に臭素酸カリウムを使っているのは、山崎製パンだけです。というのも、厚生労働省が認めている測定法で、臭素酸が０・５ｐｐｂ未満であることを測定するのは難しく、山崎製パン以外の製パンメーカーでは、自信をもってその測定法を用いて、臭素酸が０・５ｐｐｂ未満であることを確認するのは困難だからのようです。

そもそも臭素酸カリウムを使わなくても、パンの製造はいくらでもできるので、あえて危険な臭素酸カリウムを使う必要もないので、使わないということでもあるのでしょう。

添加物を使っていない安心して食べられるパンはどれ？

ただし、市販の食パンや菓子パンなどには、臭素酸カリウム以外の添加物、たとえば、イーストフードや乳化剤、酸味料などが使われています。「できればそれらの添加物も使っていないパンを食べたい」という人も少なくないでしょう。そんな人のために、添加物を使っていない食パンをご紹介します。

まずオススメしたいのは、「ミミまでおいしい セブンブレッド」（セブン&アイ・ホールディングス）です。この製品の原材料は、「小麦粉（国内製造）、砂糖、食用調合油（なたね油、オリーブ油）、食塩、パン酵母、発酵種、バター、小麦ふすま」であり、添加物は使われていません。

また、通常食パンにはマーガリンが使われているのですが、それには悪玉脂肪といわれるトランス脂肪酸が含まれています。トランス脂肪酸を多く摂取すると、動脈硬化を起こしやすくなり、心疾患のリスクを高めることがわかっています。

ところが、この製品はマーガリンを使わず、バターのみなので、トランス脂肪酸の心配がありません。

また、［低温長時間発酵 しっとり食パン］（セブン＆アイ・ホールディングス）もオススメです。

この製品の原材料は、「小麦粉、砂糖混合ぶどう糖果糖液糖、マーガリン、パン酵母、食塩、発酵風味料」であり、添加物は使われていません。マーガリンが使われていますが、パッケージには食品100gあたり、「トランス脂肪酸0・3g未満」と表示されています。これは、マヨネーズやチーズ、牛肉に含まれるトランス脂肪酸よりも少ない量です。

このほか、「余計なものは入れない」というテレビCMで知られる［パスコ 超熟］（敷島製パン）も、添加物は使われていません。原材料は、「小麦粉（国内製造）、砂糖、バター入りマーガリン、パン酵母、食塩、米粉、醸造酢」です。「バター入りマーガリン」が使われていますが、敷島製パンのホームページによると、［超熟］6枚入りの1枚に含まれるトランス脂肪酸は0・0g（数値は四捨五入）とのことです。

第8章

回転ずしのガリは食べるなヨードうがい薬は使うな

一度は使用が禁止されたサッカリンNa

「回転ずしをよく食べる」という人はとても多いでしょう。私もたまに行くことがあります。**しかし、そこに置かれているガリ（生姜漬け）は食べません。なぜなら、発がん疑惑物質が使われている可能性が高いからです。**

ガリは、ショウガを薄く切って、甘酢漬けにしたものです。個人の寿司店では、お店の職人さんが、ショウガや酢、砂糖などを使って手作りしているところもありますが、回転ずし店では、通常一斗缶やポリ袋に入った業務用のガリを仕入れて、それを使っています。というのも、それは腐りにくいからです。

一斗缶やポリ袋に入った業務用のガリには、一般に合成甘味料のサッカリンNa（ナトリウム）が使われています。これは、砂糖と違って腐ることがありません。人工的に作られた化学合成物質なので、細菌もカビも栄養源として利用できないため分解されることなく、腐敗することがないのです。そのため、使う側にとってはとても都合がよいのです。

数ある添加物の中でも、サッカリンNaは、その安全性をめぐって紆余曲折のある、いわくつきの添加物です。サッカリンNaは、戦後の混乱期の１９４８年に使用が認可されました。この頃は食料が乏しく、甘味に飢えていた人も多かったようで、少量で甘味を出すことのできるサッカリンNaが戦後いち早く認可されたのです。ちなみに私が小学生の頃、サッカリンNaの錠剤が売られていて、母親がお湯に溶かして、飲ませてくれたことを覚えています。

しかし、１９７０年代になって、アメリカからサッカリンNaの安全性に疑問を投げかける情報が入ってきました。サッカリンNaを５％含むえさをラットに2年間食べさせた実験で、子宮がんや膀胱がんの発生が認められたというのです。そこで厚生省は、１９７３年４月にサッカリンNaの使用を禁止する措置をとりました。

ただしその後、実験に使われていたサッカリンNaには不純物が含まれていて、それががんを発生させたという説が有力になりました。そのため、同じ年の12月になんと使用禁止が解かれて、再び使えるようになってしまったのです。その後も禁止されるということはなく、今でも使われ続けているのです。

発がん性の疑いは今も晴れていない

ところが、その安全性については、疑問符だらけなのです。１９８０年に発表されたカナダの実験では、サッカリンNaを５％含むえさを、ラットに二世代にわたって食べさせたところ、二代目のオス45匹中８匹に膀胱がんが発生しました。

一方で、サッカリンNaに発がん性がないことを示す実験結果が発表されたりして、いまだに使用が認められています。

しかし、サッカリンNaは、ベンゼンに二酸化硫黄（SO_2）が結合し、さらに窒素（N）や酸素（O）、そしてNaが結合したものであり、その化学構造を見る限り、発がん性の疑惑はぬぐいきれないのです。

ちなみに、ベンゼンは人間に対して白血病を起こすことが明らかになっている化学物質です。

ベンゼンは、その化学構造が遺伝子の塩基に似ているため、骨髄細胞の遺伝子に影響して変異させ、その結果、白血病が発生すると考えられます。

サッカリンNaは、そのベンゼンを基本とした化学構造をしているので、やはり遺伝子を変異させる可能性が高いと考えられます。むしろその化学構造からは、ベンゼンよりも毒性が強いと考えられます。そうした添加物が今でも堂々と使われているのですから、なんとも理不尽な思いがします。

サッカリンNaはずっと発がん性の疑いが持たれているため、市販の食品にはそれほど使われていません。しかし、スーパーで売られている握りずしに添えられているシヨウガ漬け（ガリ）に添加されているほか、赤い酢だこにも使われています。

この赤い酢だこには、赤系のタール色素も使われているので、避けるようにしてください。

なお、サッカリンは水に溶けにくいためあまり使われず、通常「サッカリン」といえば、サッカリンNaのことです。サッカリンにナトリウム（Na）が結合したものです。

サッカリンNaが歯磨き剤に使われている

現在、食品にはそれほど使われていないサッカリンNaですが、製品の多くに使われているものがあります。それは歯磨き剤です。

ライオンの「クリニカ」、サンスターの「オーラツー」、花王の「薬用クリアクリーン」など代表的な歯磨き剤に、サッカリンNaが使われています。

歯磨き剤を使って歯を磨いた後は、水で口をすすぐので、歯磨き剤がそのまま胃に入るということはありません。しかし、いくら水で口をすすいでも、サッカリンNaなどの成分が微量残って、徐々に胃の中に入っていくことは考えられます。また、残ったサッカリンNaが口内の粘膜に直接影響することも考えられます。

サッカリンNa入りの歯磨き剤を使って歯を磨くということは、これが毎日繰り返されるということです。**胃に到達するサッカリンNaは微量でしょうが、発がん性物質には「しきい値」（これ以下なら安全という数値）がありません。したがって、微量であっても毎日胃の細胞に作用した場合、やはりがんが発生する確率が高まる心配があります。したがって、サッカリンNa入りの歯磨き剤の使用はやめたほうが賢明です。**

そもそも歯磨きの際に歯磨き剤はいらないのです。私は25歳の時に歯科衛生士から、歯磨き剤なしの歯磨き（ブラッシング）の指導を受け、それ以来ずっと歯磨き剤なしのブラッシングを続けています。そのため、歯周病になったことは一度もなく、今でもきれいなピンク色の歯茎を維持しています。

現在、歯周病の人がとても多い状況になっていますが、その原因は歯磨き剤を使っているからと考えられます。なぜかというと、歯周病を引き起こす元凶の歯垢を取り除くことが困難になるからです。

歯垢とは、食べかすや細菌、細菌の代謝産物からなるものです。歯垢はとくに歯や、歯と歯茎の間に付着し、それに含まれる細菌が食べかすを栄養にして毒素や酸を出します。それが原因で歯周病や虫歯が発生するのです。

歯周病は、歯茎に炎症が起こるばかりでなく、進行すると歯を支えている歯槽骨が溶けて歯が抜けてしまう怖い病気です。それを防ぐためには、いかに歯垢を取り除くかがもっとも重要なのです。

しかし、歯磨き剤を使ってのブラッシングでは、それが難しいのです。なぜかというと、歯磨き剤には合成界面活性剤や防腐剤、酸化防止剤などが含まれているので、それらによって歯茎が強い刺激を受けるため、長い時間ブラッシングすることが困難だからです。さらに、「歯磨き剤を飲み込んではいけない」という心理が働くので、どうしても短くなってしまいます。

すると歯垢が十分除去されずに残ってしまいます。それが毎日繰り返されることになりますから、歯垢に含まれる細菌によって毒素が作られ続け、それが歯茎に作用して、歯周病になりやすくなってしまうのです。

歯周病を防ぎたいなら歯磨き剤は使うな

ですから、歯周病を防ぎたいのであれば、歯磨き剤を使わないでブラッシングすることです。歯ブラシだけで十分にブラッシングをして、歯垢をきれいに落とすようにすれば、歯周病は防ぐことができます。前述のように私は25歳からそれを続けているため、歯周病になったことは一度もありません。

ただし、ブラッシングだけだと、「口の中がサッパリしない」という人もいるでしょう。また、多少歯が汚れてくる人もいると思います。そんな人にはせっけん歯磨き剤をオススメします。

たとえば、シャボン玉石けんの［シャボン玉 せっけんハミガキ］です。合成界面活性剤や防腐剤を使っていないため、歯茎や舌に対する刺激がありません。成分は石けん素地のほか、炭酸Ca（カルシウム）やペパーミント、ソルビトール（糖アルコールの一種で、安全性は高い）などで、安全性の高い原材料が使われています。

刺激が少ないので、長時間ブラッシングをすることができ、歯垢をきれいに落とすこともできます。

最近私は、歯磨き剤を使わずにブラッシングをしてから、さらに［シャボン玉 せっけんハミガキ］を使って歯磨きをしています。こうすることで、歯周病になることなく、また歯も白い状態を保つことができます。

ヨードうがい薬にも サッカリンNaが含まれている

サッカリンNaは、ドラッグストアなどで売られているヨードうがい薬にも配合されています。ヨードうがい薬といえば、「イソジンうがい薬」（ムンディファーマ）や「明治うがい薬」（明治）が有名ですが、それらには、サッカリンNaが使われているのです。

「イソジンうがい薬」や「明治うがい薬」のほかにも、ヨードうがい薬は数種類ありますが、成分は基本的にどれも同じです。溶液1㎖中にポビドンヨードという有効成分を70㎎（約7％）含んでいます。ポビドンヨードは、ヨウ素（ヨード）をポリビニルピロリドンという化学物質に結合させたもので、日本薬局方に収載された医薬品です。溶液が茶色い色をしているのは、ヨードが水に溶けているためです。

このほかに、薬用添加物として、エタノール、l−メントール、香料などが使われていますが、さらにサッカリンNaも使われているのです。サッカリンNaは、ヨード液に甘味をつけて口に含みやすいようにする目的で使われています。しかも、糖類と違って腐らないので、利用しやすいのです。

ところが、これまでに述べてきたようにサッカリンNaには発がん性の疑いがあります。つまり、ヨードうがい薬を使って毎日うがいするということは、サッカリンNaが毎日口内やのどに残留して、それらの細胞の遺伝子を変異させる可能性があるということなのです。

さらに毎日歯磨き剤を使えば、それに含まれるサッカリンNaも影響する可能性があります。ですから、サッカリンNaを含むヨードうがい薬は使わないようにしてください。

ところで、ヨードうがい薬については、大阪府の吉村洋文知事が、２０２０年８月に新型コロナウイルス感染者がそれを使用したところ、唾液からウイルスが検出される人が減ったという発表をして話題になりました。これは十分ありうることです。もともとヨードうがい薬の有効成分のポビドンヨードは、インフルエンザウイルスやエイズウイルス、ノロウイルスなどに対して有効であることがわかっています。したがって、新型コロナウイルスに作用して、それを不活化するということは十分考えられることなのです。

しかし、通常の風邪に対しては、それほど予防効果はないようです。それを明らかにしたのは、京都大学保健管理センター（現・健康科学センター）の川村孝教授の研究グループです。

ヨードうがい薬は風邪の予防には役に立たない

同研究グループでは、2002～03年の冬季、北海道から九州まで全国18地域でボランティア387名を募り、くじ引きで「特にうがいをしない群」「水うがい群」「ヨード液うがい群」の三グループに分けました。そして、それぞれのうがい行動を2か月間行なってもらい、風邪の発症率を調べたのです。

「ヨード液うがい群」については、説明書に従い、溶液2～4㎖を水約60㎖で薄めて、

1日に3回以上うがいをしてもらいました。一方、「水うがい群」は、水約60㎖と条件を同じにして、1日に3回以上うがいをしてもらいました。なお、1日の平均うがい回数は、どちらも3・7回でした。

その結果、「特にうがいをしない群」では、風邪の発症率が、1か月あたり100人中26・4人と、およそ4人に1人が発症していました。

一方、「水うがい群」では、同じく17・0人と、明らかに発症率が低下していました。つまり、水でのうがいによって、風邪を明らかに予防できたということです。

ところが、「ヨード液うがい群」の場合、同じく23・6人という結果でした。つまり、「水うがい群」よりも風邪の発症率が約1・4倍も高く、「特にうがいをしない群」とそれほど変わらなかったのです。

その理由について、調査を行なった川村教授は、「ヨード液がのどに滞在する細菌叢を壊して、風邪ウイルスの侵入を許したり、のどの正常細胞を傷害した可能性が考えられる」と分析しています。結局、風邪予防には、ヨードうがい薬は使わずに、水（水道水）でうがいすることがいちばんよいのです。

なお、「のどの正常細胞が傷害した可能性が考えられる」とのことですが、これはとても気になる点です。なぜなら、胃の粘膜と同様にのどの正常細胞が傷害されて、それを修復するために細胞が再生する際、そこにサッカリンNaが作用して遺伝子が変異すると、胃がんの発生と同様にのどのがんが発生すると考えられるからです。したがって、ヨードうがい薬を安易に使うのはやめたほうがよいでしょう。

市販のヨードうがい薬は、ほとんどサッカリンNaが配合されていますが、少いながらそれが配合されていない製品もあります。それは、大洋製薬の「コサジン・ガーグルうがい薬」です。

有効成分のポビドンヨードのほかに薬用添加物として使われているのは、ヨウ化K（カリウム）、l-メントール、ユーカリ油、エタノール、プロピレングリコール、グリセリンで、サッカリンNaは使われていません。使われている薬用添加物は、いずれも安全性にそれほど問題はないものです。

ちなみに、私の場合、ふだんヨードうがい薬は使いませんが、どうしてものどを消毒する必要がある時にはこの製品を使っています。

第9章

栄養ドリンク、にぼし、カズノコは要注意！

白血病を起こすベンゼンに変化する合成保存料

第8章で、人間に白血病を起こすことが判明しているベンゼンについて簡単に触れましたが、実はベンゼンに化学構造がよく似ている添加物があります。それは、合成保存料の安息香酸Naです。というのも、ベンゼンに-COONaが結びついたものが、安息香酸Naなのです。安息香酸Naは、防腐効果があるため、「ファンタグレープ」（コカ・コーラカスタマーマーケティング）などの清涼飲料水のほか、「タフマン」（ヤクルト）や「リポビタンD」（大正製薬）、「エスカップ」（エスエス製薬）などの栄養ドリンクに使われています。

この安息香酸Naが添加された清涼飲料水や栄養ドリンクは、ある条件によって、ベンゼンが発生することがあるのです。それは、抗酸化作用のあるビタミンCなどと化

学反応を起こした場合です。実際に２００６年3月にイギリスにおいて、類似物質の安息香酸とビタミンCが添加された飲料からベンゼンが検出されたため、製品を回収するという事件が発生しました。

当時、日本でも同様に安息香酸または安息香酸Naとビタミンが添加された飲料が数多く出回っていました。そこで、消費者団体の日本消費者連盟が、市販の清涼飲料水2品目、ドリンク剤11品目、健康飲料8品目の計21品について検査したところ、「ファンタグレープ」から１ℓあたり１・７μg（マイクログラム）のベンゼンが検出されました。また、再春館製薬の［絶倫ゴールド］と［絶倫帝王］から同7・4μg、同１・3μgが検出されました。結局、16品目からベンゼンが検出されたのです。

そもそも安息香酸Naは毒性が強いという問題があります。安息香酸Naを2％および5％含むえさでラットを4週間飼育した実験では、５％投与群ですべてが過敏状態、尿失禁、痙攣《けいれん》などを起こして死亡しました。清涼飲料の場合、安息香酸Naを添加できる量は、原料１kgあたり０・６g（安息香酸として）と制限されています。したがって、製品に含まれる量は最大で０・06％と少ないのですが、もともと毒性が強いので、胃や腸などの細胞に悪影響をおよぼすことが懸念されます。

煮干しに使われている発がん性添加物

「みそ汁のだしには、今も煮干しを使っている」という家庭もあるでしょう。しかし、注意しなければならないことがあります。**製品によっては、発がん性添加物が使われているることがあるのです。その添加物とは、酸化防止剤のＢＨＡ（ブチルヒドロキシアニソール）です。**

煮干しには、油が含まれています。それは時間が経過すると、酸化して有害な過酸化脂質になってしまいます。それを防ぐ目的で使われるのが酸化防止剤であり、その一つがＢＨＡなのです。

しかし、ＢＨＡには発がん性があることが確認されているのです。そのことがわかったのは、40年ほど前のことです。名古屋市立大学の研究グループが、ＢＨＡを０・

５％および２・０％含むえさと、それをまったく含まないえさをラットに与えて、２年間飼育しました。その結果、２％を含むえさを与えたラットの前胃にがんが発生しました。

そこで、当時の厚生省は、ＢＨＡの使用を禁止しようとしました。ところが、アメリカやヨーロッパの国々の政府から、「待った！」がかかりました。なぜなら、それらの国々では、ＢＨＡが食品添加物として使われていたため、日本でＢＨＡの使用が禁止されると、自分の国の消費者に不安と動揺が生じると心配したのです。そして、「禁止しないように」と圧力をかけてきたのです。

本来なら厚生省はそれらの圧力を突っぱねるべきだったのですが、なんとすぐに受け入れてしまい、使用禁止の方針を転換してしまったのです。そのため、その後もＢＨＡの使用は可能となりました。

しかし、動物実験でＢＨＡに発がん性が認められたことは間違いない事実であり、にもかかわらず、従来どおり使用を認めるということは不合理としかいいようがありません。そこで、厚生省では苦肉の策として、ＢＨＡの使用を「パーム原料油とパーム核原料油」だけに限定し、その油脂は、「ＢＨＡを含有するものであってはならない」という条件を付け、これを守ることを業者に求めたのです。

大手食品企業の煮干しにはＢＨＡは使われていない

ところが、これらの条件は、１９９９年4月になぜか撤廃されてしまいました。そのため、油脂やバター、魚介乾製品、魚介冷凍品、魚介塩蔵品などに使えるようになったのです。撤廃の理由は、「人間には前胃がなく、がんを起こすかは不明」という、なんともおかしなものでした。

人間に前胃があろうとなかろうと、動物実験でがんを発生させることが証明されたのですから、そういう化学合成物質を使用禁止にするのは、当然のことです。しかし、今もＢＨＡは、魚介乾製品の一種である煮干しなどに使われているのです。

ただし、こんな経緯があったため、ＢＨＡが使われているのは煮干しくらいで、ほかの製品にはほとんど使われていないようです。煮干しを買う時には、原材料名に「酸化防止剤（ＢＨＡ）」という表示がないか、確認するようにしてください。

なお、ヤマキやマルトモなどの大手食品会社の煮干しには、ＢＨＡは使われていません。代わりに酸化防止剤として、ビタミンＥが使われています。ビタミンＥは、小麦胚芽や植物油などに多く含まれる栄養素であり、安全性に問題はありません。

ところで、ＢＨＡに似た添加物にＢＨＴ（ジブチルヒドロキシトルエン）があります。同じく酸化防止剤として使われ、対象食品もほぼ同じです。

しかし、ＢＨＴもラットを使った実験で、肝臓にがんを発生させることが確認されています。一方で、がんが発生しなかったという動物実験のデータもあるため、グレーの状態であり、使用禁止にはいたっていないのです。

ＢＨＴは食品にはほとんど使われていませんが、リップスティックや化粧品にはよく使われています。リップスティックの場合、唾液に溶けて体内に入っていく可能性があります。したがって、「ＢＨＴ」と表示された製品は使わないようにしたほうがよいでしょう。

カズノコの漂白にも発がん性添加物が使われている

おせち料理に欠かせないカズノコですが、今ではほぼ一年中スーパーなどで売られています。「あのこりこりした食感が好き」という人も多いでしょう。**ところが、市販のカズノコには、発がん性のある添加物が使われているのです。それは、過酸化水素です。**過酸化水素に発がん性があることがわかったのは、40年ほど前のことです。

１９８０年の１月、当時の厚生省は食品業界に対して、「過酸化水素に発がん性があることがわかったので、食品に可能な限り使用しないように」という内容の通達を出しました。同省の助成金による動物実験で、過酸化水素に発がん性が確認されたからです。その実験とは、過酸化水素を０・１および０・４％の濃度に飲料水に溶かしてマウスに74日間飲ませたところ、十二指腸にがんが発生したというものでした。

ところが、この通達によって、食品業界は大混乱に陥りました。この当時、過酸化水素は殺菌料や漂白剤として、ゆでめんやかまぼこ、カズノコなどに使われていたからです。企業の中には、この通達によってこうむった損害を日本政府に賠償するよう要求するところまで現れました。

そこで厚生省は、「過酸化水素を使ってもよいが、製品に残存しないように」という規制に緩めました。しかし、過酸化水素が残存しているかどうかを調べるのはひじょうに難しく、結局は事実上の使用禁止となったのです。

そのため、ゆでめんやかまぼこの製造業者は、過酸化水素の使用をやめて、ほかの添加物を使うことで急場をしのぎました。しかし、カズノコを漂白して、きれいな「黄金色」にできる代わりの添加物は見つかりませんでした。そこで、カズノコ業界では、業界をあげて過酸化水素を取り除く研究を開始し、翌年にはその技術を開発したのです。それは、カズノコを漂白した後に残留した過酸化水素を、「カタラーゼ」という酵素で分解し、取り除くという方法でした。

この技術が開発されたことで、「最終食品の完成前に分解または除去すること」という条件の下で、過酸化水素が使用できるようになったのです。そのため、今でもこの条件下で、過酸化水素はカズノコに使われています。ちなみに、この場合、過酸化水素は加工助剤とみなされるため、原材料名に表示はされません。

しかし、使用された過酸化水素が完全に分解、または除去されているかというと、疑問符がつくのです。以前、渋谷区（東京都）の日本料理店で、さしみや天ぷらなどの入った弁当を食べたことがあるのですが、小さなカズノコが添えられていて、私は多少不安を感じながらも食べてみました。すると、消毒薬のような変な味がしました。これは、過酸化水素が残留していた可能性があると考えられます。

また、スーパーなどで売られている、いわゆる「黄金色」の塩カズノコの場合も、試食してみると、やはり薬っぽい味のするものが少なくありません。これも、過酸化水素が残留している可能性があると考えられます。

一方で、スーパーには、しょうゆで味付けされて、袋に入ったカズノコも売られていますが、これらは過酸化水素が使われていない可能性があります。というのも、しょうゆで茶色っぽく色付けされて販売されるため、きれいに漂白する必要がないからです。ただし、原料の段階で漂白されてしまっているカズノコを使用した場合には、こうした製品でも過酸化水素が使われている可能性があります。

第10章

がんは予防が何より大事その重要なポイント

危険な添加物は避けてがんを予防する

ここまで胃がんや大腸がん、その他のがんを起こす可能性のある食品を取り上げ、その危険性を指摘してきました。

がんというと、主にその治療法や薬が注目されがちですが、いちばん大事なのは、いかに予防するかということです。そのためには、がんを引き起こす可能性のある食品を避けることがもっとも重要なのです。

いったん体にがんができてしまうと大変なことになります。まず様々な検査を受けなければならず、その際に苦痛をともなうことも少なくありません。そして、手術、放射線、抗がん剤などによって治療を受けることになりますが、いずれも体には大きな負担となり、苦痛をともないます。また、経済的負担も大きいのです。

しかも、それらの辛い検査や治療をしても、必ずしも助かるとは限らず、命を失うこともあります。ですから、それらの多大な苦痛や経済的負担を避けるには、がんにならないように心がけることが何より重要なのです。

「そんなことができるのか？」と思う人もいるでしょうが、がんは遺伝子の変異によって起こるものですから、その変異を起こす原因をできるだけ避けるようにすればいいのです。本書ではここまで、胃がんや大腸がん、白血病などを起こす、発がん性添加物を取り上げてきました。まずはそれらをできるだけ摂取しないように心がけることが大切です。

次ページに、各章で取り上げたがんを引き起こす添加物をまとめました。まずこれらの添加物を避けるようにしてください。これらのほとんどは、用途名と物質名の表示が義務付けられています。

たとえば、亜硝酸Naは「発色剤（亜硝酸Na）」、赤色102号は「着色料（赤102）」、アセスルファムKは「甘味料（アセスルファムK）」と表示されています。ですから、製品の原材料名をよく見て、次ページに書かれている添加物があったら、その製品は買わないようにしてください。

◎本書で取り上げた発がん性のある添加物

第1章	発色剤	亜硝酸Na
第2章	発色剤	亜硝酸Na
	着色料	タール色素 （赤色2号、赤色3号、赤色40号、赤色102号、赤色104号、赤色105号、赤色106号、黄色4号、黄色5号、青色1号、青色2号、緑色3号）
第3章	防カビ剤	OPP、OPP-Na、TBZ、イマザリル、アゾキシストロビン、ピリメタニル、フルジオキソニル、プロピコナゾール
第4章	着色料	カラメル色素（カラメルⅢ、カラメルⅣ）
	甘味料	アスパルテーム、アセスルファムK、スクラロース
第5章	着色料	カラメル色素（カラメルⅢ、カラメルⅣ）
第6章	酸化防止剤	亜硫酸塩（二酸化硫黄）
	甘味料	アセスルファムK、スクラロース
第7章	小麦粉改良剤	臭素酸カリウム
第8章	甘味料	サッカリンNa
第9章	保存料	安息香酸Na
	酸化防止剤	BHA、BHT
	漂白剤	過酸化水素

カラメル色素はどう判断する？

ところで、「カラメル色素」と表示されていたら、どうすればよいでしょうか？

第4章で述べたようにカラメル色素には、カラメルⅠ、カラメルⅡ、カラメルⅢ、カラメルⅣの4種類があって、カラメルⅢとⅣには、発がん性のある4-メチルイミダゾールが含まれています。一方で、カラメルⅠとⅡには、それは含まれていません。

しかし、困ったことに原材料名には、「カラメル色素」としか表示されていません。つまり、4種類のカラメル色素のうち、どれが使われているのかわからないのです。

もしカラメルⅠまたはⅡが使われている場合、それほど危険性はありません。しかし、カラメルⅢやⅣが使われていれば、危険性が高いといわざるをえません。ところが、どれが使われているのかわからないので、消費者には判断しようがないのです。

しかも、カラメル色素は着色料の中ではもっともよく使われているもので、コーラやカップラーメンなどのほかにも、各種の飲料類やお菓子類、ソース、しょうゆ、スープ、カレールー、レトルトカレー、コンビニやスーパーのお弁当、同じく惣菜、焼き鳥など、ひじょうに多くの食品に使われています。もしカラメル色素を使っているという理由で、それらを「食べてはいけない」ということになると、食生活がとても不便なことになってしまいます。

では、どうすればよいのかというと、私としては、「カラメル色素」と表示された食品を「すべて食べてはいけない」とまではいえないけれど、「できれば、なるべく食べないほうがよいでしょう」というアドバイスになるのです。

野菜や果物の残留農薬を除去することが大切

胃がんや大腸がん、その他のがんの発生リスクを高めるものとして、添加物以外にもう一つポイントになるものがあります。それは、野菜や果物などに残留している農薬です。

野菜や果物から検出される残留農薬の量は、市販の加工食品に含まれる添加物の量に比べるとずっと少ないのですが、農薬は添加物よりも毒性が強く、動物実験で発がん性が認められたものも少なくありません。したがって、残留農薬をできるだけ摂取しないようにすることが、がんを予防するうえでとても重要なのです。

しかし、農薬の場合、市販の野菜や果物にどんな農薬が使われているのか、表示されていませんし、もちろん残留しているかどうかも表示されていません。もし知ろうとすれば、食品分析機関で調べてもらわなければなりませんが、これを個人が行なうのは困難です。

ただし、市販の野菜や果物にどんな農薬がどの程度残留しているのかについて、おおよそは知ることができます。それは、各自治体、とくに東京都が行なっている農薬の検査状況を見ることです。

東京都健康安全研究センターでは、毎年、市販の野菜、果物、きのこ、穀類、豆類などについて、残留農薬の実態調査を行なっています。たとえば、２０１８年４月から２０１９年3月にかけて東京都内に流通していた国内産の野菜と果実29種80作物について、同センターが検査を行なったところ、23種51作物から34種類の農薬が痕跡（０・０１ｐｐｍ未満）～８ｐｐｍ検出されました。検出率は64％です。

ただし、農薬の残留基準および一律基準（０・０１ｐｐｍ。残留基準が設定されていない農薬に適用されるもの）を超えたものはありませんでした。

残留基準は、各農薬のＡＤＩ（1日の摂取許容量）を超えないように設定された値で、この基準を超えなければ、一生毎日食べ続けても害が現れないとされている数値です。しかし、残留基準を超えていなければまったく安全かというと、必ずしもそうともいえません。とくに発がん性物質については、しきい値（これ以下なら安全という数値）が存在しないという見方が一般的であり、微量でも摂取し続ければ、発がんのリスクは高まることになるのです。

では、これら残留農薬の影響をどう防げばいいのでしょうか？　私たちにできることは、野菜や果物に残留している農薬をできるだけ除去することですが、実はその方法があるのです。

残留農薬は水洗いで除去できる

次ページの表を見てください。これは、財団法人・残留農薬研究所が行なった実験のデータをまとめたものです。左端が農薬名で、次がそれを散布した野菜や果物、そして洗い方による農薬の除去率が示されています。この実験で使われたのは、全部で5種類（TPN、NAC、ダイアジノン、スミチオン、ケルセン）の農薬です。

実験では、これらの農薬が、ホウレンソウ、ハクサイ、イチゴ、リンゴ、ブドウに対して、実際の散布と同じ条件で散布されました。そして、水洗いと洗剤洗いが行な

◎水、洗剤による農薬の除去率

農薬名	作物	洗浄方法			
		水洗い2分	水洗い5分	洗剤洗い2分	洗剤洗い5分
TPN	ホウレンソウ	98%	98%	99%	
	イチゴ	90%	95%	97%	
NAC	ハクサイ	80%	89%	94%	93%
ダイアジノン	ホウレンソウ	55%	61%	38%	
	リンゴ	4%	66%	29%	31%
	ブドウ	洗浄後も残留量がほとんど変わらなかった			
スミチオン	ハクサイ	18%			15%
ケルセン	ブドウ	2%	24%	42%	54%
	イチゴ	12%	26%	2%	

科学技術庁発行「合成洗剤に関する研究成果報告書」より

われて、除去率が調べられたのです。

洗い方は、10ℓの水、または洗剤を溶かした水に、金網かごに入れた試験作物をそれぞれひたし、2分間または5分間金網かごを前後左右にゆすってふり洗いします。それから金網ごと水にひたして、流水で1分間ゆすり洗いするというものです。一般家庭で洗う場合よりも、洗う時間は長めという感じです。

結果は表のとおりです。上から順に見ていきましょう。まずTPN（殺菌剤）ですが、ホウレンソウ、イチゴとも除去率はいずれも90％以上とよく落ちています。興味深いのは、ホウレンソウの水洗いの場合、2分でも5分でも除去率は98％と変わりなく、かなり高いことです。また、洗剤洗いでも水洗いでもほとんど変わらないという点です。

次にNAC（殺虫剤）。ハクサイのみですが、TPNほどではありませんが、よく落ちています。この二つの農薬の場合、水洗いでかなり除去できることがわかります。

しかし、ダイアジノン（殺虫剤）、スミチオン（殺虫剤）、ケルセン（殺虫剤）はいずれも落ちがあまりよくありません。なお、ホウレンソウのダイアジノン、ハクサイのスミチオン、イチゴのケルセンのように、洗剤洗いよりも水洗いのほうがよく落ちているケースもあります。

この実験でわかることは、TPNやNACのように水洗いによって、ほとんど除去できる農薬があるということです。**したがって、よく水洗いをすることが重要なのです。一般に化学物質は水よりもお湯のほうが溶けやすいので、湯沸かし器のお湯を使って洗うと、いっそう農薬を落とすことができると考えられます。**

腫瘍は悪性か、そうでないかの見極めが大事

本書ではここまでがんをどうすれば予防できるかということを書いてきましたが、もしお医者さんに「あなたはがんの疑いがあります」といわれてしまったら、どうすればいいのでしょうか？

まず慌ててはいけません。そして、その「がん」が本当にがんなのか、つまり悪性の腫瘍なのか、それとも悪性ではない、ただの腫瘍なのかをしっかり見極める必要があります。

がんとは、悪性の腫瘍のことです。悪性でない腫瘍は、がんとはいいません。それは、あくまで単なる腫瘍であり、それほど問題ではありません。ちなみに、イボは腫瘍の一種ですが、通常悪性ではないため、問題にはなりません。

体の正常な細胞の遺伝子が変異を起こし、異常な状態になってしまったものが腫瘍細胞です。そして、その塊が腫瘍です。腫瘍は、正常な細胞ではなくなってしまっているため、本来の機能を果たすことができません。

たとえば、肝臓に腫瘍ができた場合、その部分は肝臓の機能を果たせなくなります。しかし、それだけではそれほど問題ではありませんし、もちろん死亡することもありません。なぜなら、腫瘍以外の肝臓の正常な細胞が機能することで、肝臓の機能を十分に果たすことができるからです。

ですから、肝臓に腫瘍ができても、一定の範囲で留まれば、肝不全に陥ることはなく、死亡することもないのです。このことは、ほかの臓器にも当てはまることです。

ところが、できた腫瘍がどんどん増殖して正常細胞を駆逐《くちく》してしまい、その臓器全体に広がり、機能不全にさせてしまうケースがあります。また、血流に乗ってほかの臓器に転移し、その臓器で増殖して機能不全に陥《おとしい》れることがあります。この増殖し続けたり、転移したりする腫瘍が、がん（悪性腫瘍）なのです。

腫瘍のうち、悪性か、悪性でないかの見極めはとても難しいようです。もし悪性でないとすると、治療をしなくても死ぬことはないことになります。むしろ悪性でないのに手術や放射線、抗がん剤などで治療を行なうと、体力を失い、免疫力も低下するので、かえってそれらの影響で死亡することもありえます。

したがって、悪性か、悪性でないかの判断は極めて重要であり、悪性でない腫瘍であれば、治療はせずに、放っておいたほうがよいと考えられます。

仮に悪性だったとしても、それが増殖して臓器を機能不全にするには、ある程度の時間がかかります。ですから、その間は生きていくことができるのです。

繰り返しますが、重要なことは体に「がん」が見つかっても、慌てないことです。そして、本当にがん（悪性腫瘍）なのか、そうでないのかをきちんと見極めることです。

もし、私ががんになったら？

最後に私ががんになったらどうするかについて、述べたいと思います。

私の場合、常にがんにならないように心掛けていて、これまで書いてきたことを実践しており、がんと診断されたことはありません。しかし、それでも今後、体のどこかにがんが発見されたとしたらどうするか？

その時には、さらなる精密検査も治療も受けないことに決めています。もう66歳（1954年9月生まれ）を過ぎていますし、人間はいずれにせよ、いつかは死にます。それだったら、辛い検査や治療は受けずに、がんとともに残りの人生を生きていこうと思っています。

がん細胞も、もともとは自分の細胞です。それが変異して、正常ではない細胞になってしまっただけです。病原性のウイルスや細菌とは違って、外から侵入してきたものではなく、自分の体の一部なのです。であるならば、それほど怖いものではないし、無理に排除するのではなく、なるべく仲良くしていったほうが、賢明と考えられるのです。

この考えを他人に押し付けるつもりはありませんが、みなさんも、もしがんになった時にはどうするかについて、考えておかれたほうがよいと思います。自分の命なのですから、他人任せにするのではなく、よく考えて、自分でどうするかを決めたほうがよいでしょう。

おわりに
発がん性のある添加物を避けることが重要

今、全世界で新型コロナの感染が広まっていて、死者数も増加しています。しかし、その数はがんで死亡する人に比べれば、わずかです。日本の場合、2020年1月に新型コロナの感染者が発見されましたが、2021年1月31日までのおよそ1年間で、新型コロナによって死亡した人は約5700人です。一方、2020年にがんで死亡した人は約38万人であり、比較にならないほど多いのです。さらにがんの罹患者は、約101万人にのぼります。

がんを発病した場合、どんながんでも患者は多大な苦痛を味わうことになります。

したがって、がんにならないことがいちばん重要なのです。

しかし、がんの研究者や医師たちは、がんの治療法や治療薬の開発には熱心ですが、予防法の研究にはあまり熱心でないように見受けられます。予防法を研究しても、成果が上がったかどうかわかりにくいですし、称賛を得ることもなかなかできないからでしょう。そもそも予防法を見つけること自体が、困難なのかもしれません。

しかし、何度もいうように、がんは予防が何より大事なのです。そして、がんを発生させる原因がわかれば、それを避けることで予防は可能なのです。

放射線やウイルスとともに、人間が作り出した化学物質が、がんを引き起こしているのは明らかであり、その一つが化学的に合成された添加物なのです。したがって、それを避けることによって、がんの発生を予防できると考えられます。

つまり、発がん性のある、あるいはその疑いのある、さらに発がん性物質に変化する添加物を避けるようにすることが重要なのです。

本来なら添加物を取り締まる厚生労働省が、それらを使用禁止にすればよいのですが、消費者の健康よりも食品企業の利益を優先させる傾向にあるため、なかなか実行しようとしないのです。また、食品企業は、利便性やコスト面などの点から、危険性の高い添加物を安易に使用し続けています。であるならば、私たち消費者自らが、危険な添加物を避けるようにするしかないのです。

本書では、がんを引き起こすと考えられる添加物を示すとともに、それらを使っていない製品を具体的に数々あげています。それらの製品を買い求めることは、危険な添加物を避けるということであり、がん発生のリスクを減らすことにもつながります。ぜひ、実行していただいて、がんの脅威からご自身やご家族を守っていただきたいと思います。

なお、本書の編集・制作にあたっては、ビジネス社編集部の山浦秀紀さんに労をとっていただきました。この場を借りて、お礼を申し上げたいと思います。

２０２１年３月　渡辺雄二

著者略歴
渡辺雄二（わたなべ ゆうじ）
1954年9月生まれ。栃木県出身。千葉大学工学部合成化学科卒。消費生活問題紙の記者を経て、82年からフリーの科学ジャーナリストとなる。以後、食品、環境、医療、バイオテクノロジーなどの諸問題を、『朝日ジャーナル』『週刊金曜日』『中央公論』『世界』『新潮45』『日刊ゲンダイ』などの雑誌や新聞に執筆。とりわけ、食品添加物、合成洗剤、遺伝子組み換え食品などに詳しく、全国各地で講演も行っている。
著書は『[最新版]食品添加物ハンドブック』『病気がイヤなら、これを食べなさい』（ビジネス社）をはじめ多数。なかでも『食べてはいけない添加物　食べてもいい添加物』『コンビニの買ってはいけない食品　買ってもいい食品』『飲んではいけない飲み物　飲んでもいい飲み物』『買ってはいけないお菓子　買ってもいいお菓子』（だいわ文庫）は10万部を超える、また『食べるなら、どっち!?』（サンクチュアリ出版）と『加工食品の危険度調べました』（三才ブックス）は20万部を超えるベストセラーとなる。1999年に出版した、『買ってはいけない』（共著、金曜日）は200万部を突破し、その後も『買ってはいけない』シリーズを執筆し続け、2014年9月にはシリーズ10冊目となる『新・買ってはいけない10』を上梓。「買ってはいけない」のコラムは現在も『週刊金曜日』に連載し続けており、連載は23年以上続いている。

危険な添加物！　がんがイヤなら、これは食べるな

2021年４月14日　第１刷発行
2022年11月１日　第２刷発行

著　者　渡辺雄二
発行者　唐津 隆
発行所　株式会社ビジネス社
〒162-0805　東京都新宿区矢来町114番地 神楽坂高橋ビル5階
電話　03(5227)1602　FAX　03(5227)1603
http://www.business-sha.co.jp

印刷・製本　大日本印刷株式会社
〈カバーデザイン〉谷元将泰
〈本文組版〉エムアンドケイ　茂呂田剛
〈編集担当〉山浦秀紀
〈営業担当〉山口健志

ISBN978-4-8284-2271-8

著者略歴
渡辺雄二（わたなべ ゆうじ）
1954年9月生まれ。栃木県出身。千葉大学工学部合成化学科卒。消費生活問題紙の記者を経て、82年からフリーの科学ジャーナリストとなる。以後、食品、環境、医療、バイオテクノロジーなどの諸問題を、『朝日ジャーナル』『週刊金曜日』『中央公論』『世界』『新潮45』『日刊ゲンダイ』などの雑誌や新聞に執筆。とりわけ、食品添加物、合成洗剤、遺伝子組み換え食品などに詳しく、全国各地で講演も行っている。
著書は『[最新版]食品添加物ハンドブック』『病気がイヤなら、これを食べなさい』（ビジネス社）をはじめ多数。なかでも『食べてはいけない添加物　食べてもいい添加物』『コンビニの買ってはいけない食品　買ってもいい食品』『飲んではいけない飲み物　飲んでもいい飲み物』『買ってはいけないお菓子　買ってもいいお菓子』（だいわ文庫）は10万部を超える、また『食べるなら、どっち!?』（サンクチュアリ出版）と『加工食品の危険度調べました』（三才ブックス）は20万部を超えるベストセラーとなる。1999年に出版した、『買ってはいけない』（共著、金曜日）は200万部を突破し、その後も『買ってはいけない』シリーズを執筆し続け、2014年9月にはシリーズ10冊目となる『新・買ってはいけない10』を上梓。「買ってはいけない」のコラムは現在も『週刊金曜日』に連載し続けており、連載は23年以上続いている。

危険な添加物！　がんがイヤなら、これは食べるな

2021年４月14日　第１刷発行
2022年11月１日　第２刷発行

著　者　渡辺雄二
発行者　唐津 隆
発行所　株式会社ビジネス社
〒162-0805　東京都新宿区矢来町114番地 神楽坂高橋ビル5階
電話　03(5227)1602　FAX　03(5227)1603
http://www.business-sha.co.jp

印刷・製本　大日本印刷株式会社
〈カバーデザイン〉谷元将泰
〈本文組版〉エムアンドケイ　茂呂田剛
〈編集担当〉山浦秀紀
〈営業担当〉山口健志

ISBN978-4-8284-2271-8